名医和你 谈健康

糖尿病

防治随身书

关玉峰
主编

U0296455

辽宁科学技术出版社

·沈阳·

编委会

主　编　关玉峰
参　编　（按姓氏笔画顺序排列）
　　　　于　涛　白雅君　孙淑静　陈　炜　林园园　金大伟
　　　　胡建忠　郭广田　高建华　潘　鑫

图书在版编目（CIP）数据

糖尿病防治随身书/关玉峰主编. —沈阳：辽宁科学技术出版社，2014.4
　　（名医和你谈健康）
　　ISBN 978-7-5381-8491-4

Ⅰ.①糖…　Ⅱ.①关…　Ⅲ.①糖尿病—防治—问题解答　Ⅳ.①R587.1-44

中国版本图书馆CIP数据核字（2014）第036331号

出版发行：辽宁科学技术出版社
　　　　　（地址：沈阳市和平区十一纬路29号　邮编：110003）
印　刷　者：沈阳新华印刷厂
经　销　者：各地新华书店
幅面尺寸：145mm×210mm
印　　张：6.5
字　　数：150千字
出版时间：2014年4月第1版
印刷时间：2014年4月第1次印刷
责任编辑：郭　莹
封面设计：魔杰设计
责任校对：王玉宝

书　　号：ISBN 978-7-5381-8491-4
定　　价：16.80元

联系电话：024-23280258
邮购电话：024-23284502
投稿QQ：765467383

内容提要

本书以患者疑问为引点，引出疾病相关的知识。运用最简单、最通俗易懂的方式进行编写，使读者与图书产生"互动"，病例一目了然，知识易学易用。内容主要包括：糖尿病的基础知识、糖尿病的并发症、糖尿病的监测和诊断、糖尿病的饮食治疗、糖尿病的运动治疗、糖尿病的药物治疗、糖尿病的其他疗法、糖尿病的预防与护理。

本书可供患者、家属及基层医生阅读使用。

前言
Preface

　　随着国民经济的飞速发展和人们生活方式、饮食结构的改变，我国糖尿病的发病率越来越高，糖尿病成为继心脑血管疾病、肿瘤之后的另一个严重危害人民健康的重要慢性非传染性疾病。我国的大多数患者缺乏糖尿病综合防治知识，以至于发生各种并发症，严重影响到患者的健康和生活质量，同时给家庭和社会带来了沉重的负担。

　　由于糖尿病这种疾病的特殊性，很好地控制病情和有效地防治并发症并非单靠医生的治疗就能达到目的，而是需要医护人员、患者自己和家属的共同努力，采取饮食、运动、药物疗法，认真监测并不断学习相应知识，才能使病情长期趋于稳定，减少或缓解并发症的发生，延长患者的生命。

　　本书采用读者问、名医答的编写方式，以患者疑问为引点，引出疾病相关的知识。运用最简单、最通俗易懂的方式进行编写，使读者与图书产生"互动"，病例一目了然，知识易学易用，帮助广大糖尿病患者早发现、早治疗，趋利避害，减少并发

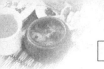

症的发生。同时可使普通大众全面、正确地认识糖尿病，提早改变不健康的生活方式，远离糖尿病。本书内容主要包括：糖尿病的基础知识、糖尿病的并发症、糖尿病的监测和诊断、糖尿病的饮食治疗、糖尿病的运动治疗、糖尿病的药物治疗、糖尿病的其他疗法、糖尿病的预防与护理。

我们编写本书的目的是为了给患者提供最直接、最具体的帮助，指导患者进行自我检测和治疗，调整患者的饮食和用药，将糖尿病用药和配餐常识有效地运用到日常生活中，解决实际问题，使患者能够有效地控制糖尿病。本书即可供患者、家属全面了解疾病，也可供医护工作者向患者介绍病情及解释防治措施时使用。

由于编者学识和经验有限，书中难免有不当之处，敬请各位读者批评指正。

编者

2014年2月

目录
Contents

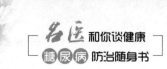

第三章　糖尿病的监测和诊断

第四章　糖尿病的饮食治疗

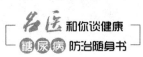

第七章　糖尿病的其他疗法

第八章　糖尿病的预防与护理

|第一章|
糖尿病的基础知识

病例

老刘现年56岁了，曾任政府公务员，平常喜欢喝茶，特别能吃，尤其喜欢吃粮食、甜食，有时喝粥一顿能喝四五碗，嘴馋的时候，吃巧克力一次可以吃上小半斤。他的饮食习惯很不好，常常暴饮暴食。但说来奇怪，尽管老刘吃得很多，却一直都不胖，还很瘦。除了平常爱喝水、夜里经常上厕所之外，没啥大毛病，因此也就没有按时体检。直到有一次，医院举行糖尿病义诊，免费测血糖，老刘一时兴起，伸手要求给自己也扎个手指，查查血糖，结果一测血糖值就是10，正常的话，空腹血糖应该是在6左右。老刘不相信，到医院去抽静脉血再测了2次，结果还是10左右，最终被确诊为"糖尿病"，直到"戴上糖尿病的帽子"，老刘也没有搞清楚到底怎么得的病，没办法只好

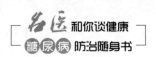

病例 接受了。

　　生活中，像老刘这样的例子并不少见。那么，什么是糖尿病？糖尿病的典型症状有哪些？我们应该如何预防糖尿病？如何维持血糖正常？为何糖尿病患者经常会有饥饿感？

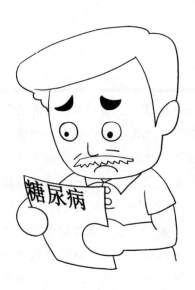

　　在本章中，我们将针对上面的问题逐一介绍糖尿病的基础知识。

什么是糖尿病

糖尿病是一种慢性代谢性疾病，以高血糖为特征。中医将糖尿病称为"消渴"，意思就是消瘦加上烦渴。从医学的角度上看，糖尿病是因胰岛素分泌绝对或相对不足，以及某些组织细胞对胰岛素敏感性降低引起的糖、蛋白质、脂肪、水和电解质等一系列代谢紊乱。临床以高血糖为主要标志，久病可引起多系统损害，导致眼、肾、神经、心脏、血管等组织的病变，引起功能缺陷及衰竭，病情严重时可发生代谢紊乱，如酮症酸中毒等。胰岛素是由位于胃后侧的胰脏分泌出来的。胰脏当中有个叫作胰岛的器官。胰岛当中富有分泌、贮存胰岛素的β细胞。如图1-1所示。

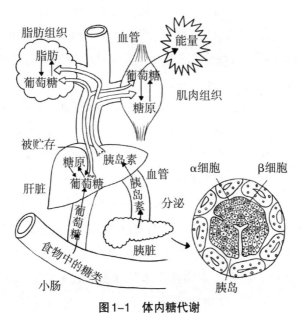

图1-1　体内糖代谢

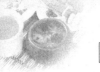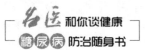

糖尿病是一个复杂的非传染性终身慢性疾病，如何治疗及控制血糖是一个长期的、终身的任务。多数糖尿病患者对糖尿病的知识了解得非常少，导致对糖尿病的控制长期处于非常不理想的状态，久而久之，导致了多种严重的慢性并发症的发生。因此，正确认识糖尿病，采取有效的控制和监测措施是非常重要的。

肾糖阈

葡萄糖从肾小球滤出后，在肾近曲小管被主动重吸收，但葡萄糖的重吸收是有限的，其最大限度即为肾脏的葡萄糖阈值。换句话说，肾糖阈是指尿液中刚刚出现糖分时的血糖水平，也可以说是肾脏能够完全留住糖分使之不致外流的最高血糖值。正常肾糖阈应不低于 9mmol / L（160mg / dL），也不高于 10mmol / L（180mg / dL）。也就是说肾糖阈正常者血糖达到 9～10mmol / L时，尿中开始出现糖分。血糖低于 9mmol / L 尿里就出现糖分的情况叫作肾糖阈低减，如图 1-2 所示。

肾糖阈值存在个体差异，受多种因素的影响（如肾功能、钠离子和氯离子重吸收能力等），其变化可引起尿糖排出量的变化。如青少年起病的成人型糖尿病患者在血糖正常时即可出现尿糖，原因是其致病基因 HNF-1α 突变可通过改变肾小管钠-葡萄糖协同转运因子的表达，使肾脏重吸收葡萄糖能力下降，降低肾糖阈。某些妊娠妇女和儿童的肾糖阈值降低，在正常血糖浓度时也会有尿糖出现。尿糖阴性不能区分低血糖、正常血糖还是轻度高血糖。此外，还有不少假性糖尿（进食过量半乳糖、果糖等）。因此，用尿糖来评估血糖控制情况有时并不真实，但在排除影响肾糖阈的各种因素后，尿糖可大致代表血糖水平。

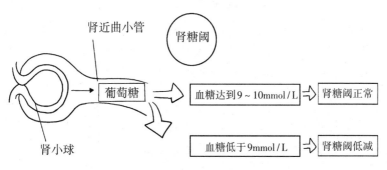

图1-2　肾糖阈

糖尿病的典型症状

【问答】

疑问：为什么有的糖尿病患者无自觉症状？

解答：糖尿病的典型症状为"三多一少"，但不少糖尿病患者无自觉症状，特别是2型糖尿病患者，主要因为：

(1) 病情轻：患者空腹血糖高于6.1mmol/L，但低于7.0mmol/L，餐后2h血糖高于11.1mmol/L，仍可诊断为糖尿病。此种轻型患者，常无"三多一少"症状。

(2) 肾糖阈值升高：有些老年2型糖尿病患者，由于肾糖阈值升高，血糖已高达10～12mmol/L或更高，尿糖仍为阴性（正常肾糖阈值为9～10mmol/L）。因尿中并未丢失糖，故"三多"症状不明显。

糖尿病的典型症状是"三多一少"，具体表现是：

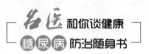
1. 多尿

糖尿病患者因体内血糖过高，不能被充分利用就要排出。糖尿病患者每昼夜的尿量可达3000～4000mL，最多时可达10000mL以上。此外，排尿的次数也增多，有的患者每日排尿次数可达20多次。血糖越高，排出的尿糖越多，尿量也越多。

2. 多饮

由于多尿，导致水分过多丢失，发生口渴，只好以饮水来补充，饮水量和饮水次数都增多。排尿越多，饮水也越多。

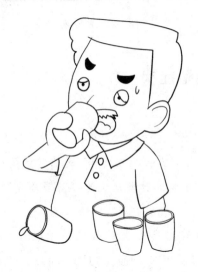

3. 多食

由于尿中丢糖过多，人体处于半饥饿状态，能量缺乏引起食欲亢进，老有吃不饱的感觉，甚至每天吃五六次饭，主食达1～1.5kg，副食也比正常人明显增多，还不能满足食欲。食量增加了，血糖也随之升高，尿糖也增多，如此反复。

4. 体重减轻

由于机体不能充分利用葡萄糖，使脂肪和蛋白质分解加速，消耗过多，体重下降，出现体重减轻。严重者体重可下降数十千克，以致疲乏无力，精神不振。同样，病程时间越长，血糖越高，病情越重，消瘦也就越明显。

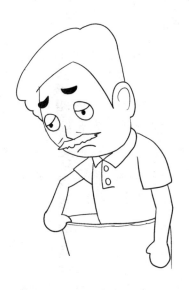

　　糖尿病的典型症状虽然是"三多一少"，但并不是所有的患者都如此。有的患者以多饮、多尿为主，有的以体重减轻、乏力为主，有的以急性或慢性并发症为首发症状，通过进一步的检查才发现患了糖尿病，甚至有的患者直到发生酮症酸中毒、高渗性昏迷才被确诊。

病例

　　患者，男性，62岁，教师。平时性格开朗，乐于助人。6个月前在某医院诊断为冠心病、心房纤颤后

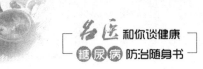
病例

出现情绪低落，语言减少，运动迟缓，常自责有罪并有强迫性症状，整日闭户不见他人，严重失眠。按更年期综合征予口服多种药物，1个月后病情仍不见好转，后因咳嗽来院就诊，以肺部感染收入院。查体：体温38.6℃，血压170/100mmHg，右肺闻及湿啰音，胸部X线片示右肺小片状阴影，血白细胞14.2×10^9/L，血糖18.7mmol/L，尿糖（+++），尿酮体（-）。心电图示心动过速伴阵发性心房纤颤。颅脑CT未见异常，予抗生素、胰岛素及对症治疗，1周后查血糖10.3mmol/L，尿糖（±），血压140/90mmHg，肺部感染得到控制，改为口服降糖药物。1个月后血糖稳定在6～8mmol/L，精神症状明显好转。随访6个月后，精神完全恢复正常。

病例分析：

糖尿病的典型症状是"三多一少"，但是，一般在空腹血糖>14mmol/L，24h尿糖定量>111mmol/L时临床上才有明显的"三多"症状。甚至部分年龄超过60岁的2型糖尿病患者，因葡萄糖阈值增高，血糖>14mmol/L，而尿糖仍为阴性，临床无"三多"症状，而以其并发症为首发或主要表现。因此，过分依赖"三多一少"症状易导致误、漏诊。临床上许多糖尿病患者在确诊之前已多次因并发症而就诊过，特别是对"三多一少"症状不典型者要引起足够重视。

糖尿病的类型

【问答】

疑问：糖尿病对孕妇和胎儿有哪些影响？

解答：对妊娠期糖尿病患者影响：

（1）怀孕机会减少。

（2）流产的可能性增加。

（3）糖尿病人羊水过多的发生率为非糖尿病人的20倍。

（4）妊娠中毒的发生率也明显增多，为非糖尿病人的5倍。

（5）妊娠还造成患者肾糖阈下降，血糖不高尿糖即为阳性，所以一直需要测定血糖来观察病情。

糖尿病对胎儿的影响：

（1）巨大儿和畸形儿发生率增加。

（2）新生儿低血糖和呼吸窘迫发生率增加等。

WHO将糖尿病分为四大类型，即1型糖尿病、2型糖尿病、其他特殊类型糖尿病及妊娠糖尿病。

1.1型糖尿病

1型糖尿病是胰岛素依赖型糖尿病，是因胰岛素的绝对缺乏而导致的。1型糖尿病可发生在任何年龄，但多见于青少年。1型糖尿病多数患者起病急，"三多一少"症状较为明显，体型消瘦，具有容易发生酮症酸中毒的倾向，如果确诊为1型糖尿病，就必须每日注射胰岛素进行治疗。

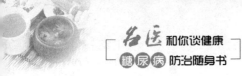

目前的医疗水平无法治愈1型糖尿病，患者必须终身注射胰岛素。

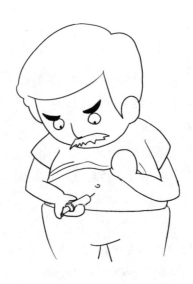

病例

患者，男性，9岁，小学学生。患者感冒后出现多饮、多尿、多食、消瘦、头痛症状，偶有发热、出汗、心悸、尿急、尿痛等症状。到医院经CT检查无明显异常。后诊断为"额窦炎"给予抗感染治疗。病情有所好转，之后患者出现嗜睡、头痛、腹痛。

诊断结果：1型糖尿病，糖尿病酮症酸中毒。

2. 2型糖尿病

2型糖尿病又称为非胰岛素依赖型糖尿病。占糖尿病人群的比例最大，危害也最大。发病最为隐秘，通常可以发生于任何年龄，但一般在40岁以上多见，而且大多在55岁以后发病。大多数患者不知道自己得病，因2型糖尿病起病缓慢，临床症状较轻或没有任何症状，体型肥胖。有的患者只觉得有不明原因的疲倦或不适感，而不一定有"三多一少"的症状。

2型糖尿病的治疗方法包括饮食控制、运动及药物治疗。早期饮食控制、口服药物有效，但是随着胰岛β细胞功能的衰竭，到疾病的晚期，部分患者仍然需要采用胰岛素治疗。

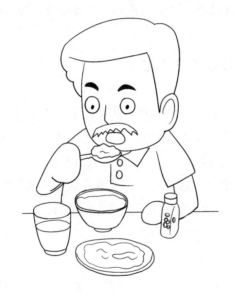

病例

患者，女性，51岁，工人，已婚。患者出现多饮、多尿1年有余，伴尿频、尿急3天。同时伴有全身乏力，头晕，恶心，饮食不振。血压：140/90mmHg，

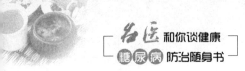
病例

> 双肺呼吸音清，未闻及干、湿性啰音，心脏浊音界无
> 扩大，心率84次/分，心音低钝，心律整齐，未闻及
> 杂音。肝、脾肋下未触及，双下肢无水肿。辅助检
> 查：空腹血糖23.6mmol/L，餐后2h血糖29.5mmol/L。
> 尿常规白细胞满视野，尿糖（++），尿酮体（-）。
>
> 诊断结果：2型糖尿病、尿路感染、高血压。

3. 其他特殊类型糖尿病

特殊类型糖尿病是指由于已知的原发病所致的慢性高血糖状态。糖尿病是这些原发疾病的一种并发症，主要包括胰腺疾病或胰腺切除引起的胰源性糖尿病、内分泌性糖尿病、药物及化学性糖尿病、胰岛素或胰岛素受体异常遗传综合征等所引起的糖尿病。一些疾病如甲状腺疾病、肾上腺疾病都易并发糖尿病。一些激素类药物，如肾上腺糖皮质激素、利尿剂、口服避孕药等也会引发糖耐量异常，发生糖尿病。

4. 妊娠糖尿病

妊娠糖尿病分为两种，一种是妊娠前已有糖尿病的患者妊娠，称糖尿病合并妊娠；另一种为妊娠前糖代谢正常或有潜在糖耐量减退，妊娠期才出现糖尿病，称为妊娠期糖尿病（GDM）。糖尿病孕妇中80%以上为GDM，糖尿病合并妊娠者不足20%。GDM患者糖代谢多数于产后能恢复正常，但将来患2型糖尿病概率增加。糖尿病孕妇的临床经过复杂，对母儿均有较大危害，必须引起重视。

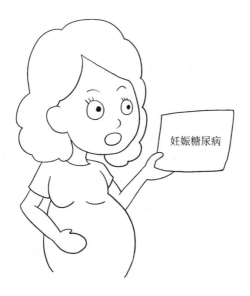

妊娠糖尿病的临床表现有多饮、多食、多尿症状，或外阴、阴道假丝酵母菌感染反复发作，孕妇体重＞90kg，本次妊娠并发羊水过多或巨大胎儿。

建议在妊娠24～28周进行GDM筛查，50g葡萄糖粉溶于200mL水中，5min内服完，其后1h血糖值≥7.8mmol/L为糖筛查阳性，应检查空腹血糖，空腹血糖异常可诊断为糖尿病，空腹血糖正常者再行葡萄糖耐量试验（OGTT）。

妊娠合并糖尿病对母儿的影响及影响程度取决于糖尿病病情及血糖控制水平。病情较重或血糖控制不良者，对母儿影响极大，母儿发生近、远期并发症的可能性仍较高。妊娠合并糖尿病，有巨大胎儿、胎盘功能不良、胎位异常或其他产科指征者，应行剖宫产。对糖尿病病程＞10年，伴有视网膜病变及肾功能损害、重度子痫前期、有死胎史的孕妇，应放宽剖宫产指征。

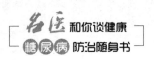

病例

　　患者，女性，27岁。母亲有糖尿病病史。末次月经2006年1月7日，预产期2006年10月14日。停经60天首次查尿妊娠试验阳性，确诊为早孕。无明显早孕反应，停经1个月始有胎动。停经29周产科检查尿常规有尿糖（++），筛查血糖16.2mmol/L，空腹血糖8.0mmol/L。

　　诊断结果：本例孕妇糖筛查阳性，空腹血糖升高即可明确诊断为妊娠期糖尿病。

1型糖尿病与2型糖尿病的区别

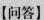

【问答】

　　疑问：如何区分1型糖尿病和2型糖尿病？

　　解答：中国糖尿病发病率1型糖尿病占5%～10%，2型糖尿病占92%～98%。1型糖尿病的主要原因是病毒感染和自身免疫缺陷，发病急骤的多，症状明显，消瘦者多，几乎都伴有酮症酸中毒，不能分泌胰岛素，多见于30岁以下。2型糖尿病是遗传和环境因素，发病较隐蔽，常无症状，80%肥胖，胰岛素可偏高、正常、减少，胰岛素抗体阳性不到3%，并发症多为大血管病变，口服降糖药常有效，多在40岁以上发病。1型糖尿病与2型糖尿病具体的区别内容如下所述。

1. 年龄

1型糖尿病患者大多在30岁以下发病，20岁以下的青少年及儿童绝大多数为1型糖尿病，仅极少数例外；而2型糖尿病大多数为40岁以上的中老年人，50岁以上的人患1型糖尿病很少。总之，年龄越小，患1型糖尿病的可能性越大；年龄越大，越容易是2型糖尿病。

2. 起病时的体重

患者发生糖尿病时明显超重或肥胖者大多数为2型糖尿病，肥胖越明显，越易患2型糖尿病；1型糖尿病患者在起病前体重大多数正常或稍偏低。无论是1型糖尿病还是2型糖尿病，在发病之后体重均可有不同程度降低，而1型糖尿病往往有明显消瘦。

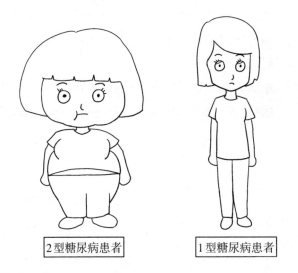

2型糖尿病患者　　　　　1型糖尿病患者

3. 临床症状

1型糖尿病患者均有明显的临床症状，如多饮、多尿、多食等，即"三多"，而2型糖尿病常无典型的"三多"症状。甚至大多数的2型糖尿病患者因临床症状不明显，常常难以确定何时起

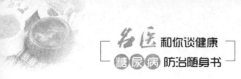

的病，有的只是在检查血糖后才知道自己患了糖尿病；而1型糖尿病患者由于临床症状比较突出，常能确切地指出自己的起病时间。

4. 急慢性并发症

1型糖尿病与2型糖尿病均可发生各种急慢性并发症，但在并发症的类型上有些差别。就急性并发症而言，1型糖尿病容易发生酮症酸中毒，2型糖尿病较少发生酮症酸中毒，但年龄较大者易发生非酮症高渗性昏迷。就慢性并发症而言，1型糖尿病容易并发眼底视网膜病变、肾脏病变和神经病变，发生心、脑、肾或肢体血管动脉硬化性病变则不多见，而2型糖尿病除可发生与1型糖尿病相同的眼底视网膜病变、肾脏病变和神经病变外，心、脑、肾血管动脉硬化性病变的发生率较高，合并高血压也十分常见。因此，2型糖尿病患者发生冠心病及脑血管意外的概率远远超过1型糖尿病患者，这是一个十分明显的不同点。

5. 临床治疗

1型糖尿病只有注射胰岛素才可控制高血糖，稳定病情，口服降糖药一般无效。2型糖尿病通过合理的饮食控制和适当地口

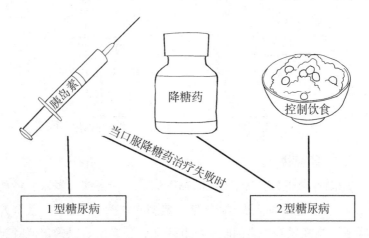

服降糖药治疗，便可获得一定的效果，当然当口服降糖药治疗失败、胰岛β细胞功能趋于衰竭或出现严重的急慢性并发症时，也是胰岛素的适应证。

糖尿病的病因

【问答】

疑问：糖尿病会遗传吗？

解答：多数学者认为，糖尿病是一种遗传性疾病。临床上发现有糖尿病家族史的比无家族史的发病率高得多，为后者的3～40倍，其父或其母有糖尿病或双亲皆为糖尿病患者均有很大的遗传倾向。有人统计双亲皆为糖尿病患者，所生子女约5%以上有糖尿病。一般认为，隐性遗传常隔代或隔数代，糖尿病患者遗传给下一代的不是病的本身，而是遗传易发生糖尿病的体质，即突变基因遗传，临床称之为糖尿病易感性。2型糖尿病比1型糖尿病具有更强的遗传倾向。多数专家认为，糖尿病是由于多基因变异，使个体产生糖尿病易感性。如果糖尿病患者的子女注意节食、控制体重和加强运动，可避免发生糖尿病。

关于糖尿病的病因到目前为止也没完全搞清楚，但大量研究表明，糖尿病的发生是多因素的，主要是由于遗传因素和环境中的诸多因素相互作用而引起的。其中遗传因素是内因，是疾病的基础。环境因素是外因，是疾病发生的条件，外因通过内因来起作用。

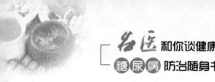
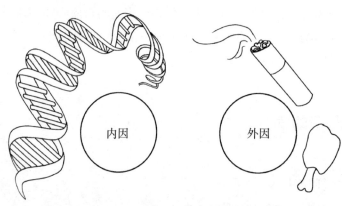

内因　　　　外因

　　首先是遗传因素，糖尿病是有遗传性的，遗传的并不是糖尿病本身，而是容易得糖尿病的基因。糖尿病患者的子女肯定比非糖尿病者的子女容易得糖尿病。如果父母双亲都是糖尿病患者，那么子女得糖尿病的概率更大。国外资料表明，糖尿病患者中有糖尿病家族史者高达 1/4～1/2，是非糖尿病者的 4～10 倍。研究发现，糖尿病患者的一级亲属中（包括父母、子女和兄弟姐妹），糖尿病患病率比非糖尿病者高 17 倍。

　　如果光有遗传倾向这种先天的因素，还不至于得糖尿病，还需要有后天的因素，或者说环境因素，这就是得糖尿病的第二个因素。由于目前遗传基因的改变还有一定困难，所以环境因素对防治糖尿病来说也是更值得注意的因素。诱发糖尿病的环境因素包括热量摄取太多、活动量下降、肥胖、吸烟以及心理压力过大等，在遗传与环境这两种因素长期、共同作用下，就可使人患糖尿病。

糖尿病的危害

【问答】

疑问：糖尿病的致死原因有哪些？

解答：当今，糖尿病仍是威胁人类健康的严重疾病，死亡率仅次于心血管病变及癌，占第三位。但是如果处理得当的话，糖尿病的死亡率应该与非糖尿病者相同。从近百年历史观察来看，糖尿病的死因发生明显变化，1914年以前主要死因是糖尿病昏迷，胰岛素应用于临床后，死亡的3016例中不超过1.2%，目前<1%。心肾血管病变由1914年前的22.6%，上升到今天的76%，感染症及结核为死因也明显减少，而癌症由3.2%上升到20.7%。

糖尿病患者如果血糖控制不良，胰岛功能差或外界因素诱发等情况下可以出现各种急性并发症，如酮症酸中毒、高血糖非酮症高渗性昏迷、在治疗过程中出现低血糖等，这些急性并发症可以直接危害患者的生命。

随着医学的发展、医疗知识的普及，急性并发症的发生及预后已经有明显改善，一是发生率降低，二是发生后抢救成功率较高。这时，慢性并发症却成为糖尿病治疗的最大敌人。很多人都认为血糖高一点没什么关系，治不治没什么关系。其实糖尿病是一个秋后算账的病，它对人体的危害不是血糖高，而是因为血糖高引起的并发症。长期慢性高血糖常导致各种脏器损害。

全身发病部位和发病名称见图1-3。

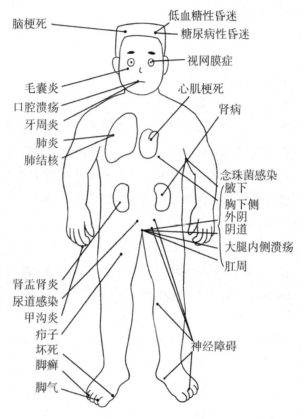

图1-3 全身发病部位和发病名称

1. 心脏

长期高血糖会引起心脏冠状动脉的硬化，血管变细，使血流变少，容易产生血栓，因而增加发生冠心病、心肌梗死的风险。

2. 脑

如果血糖控制不佳，脑梗死即卒中的发生率增加，其后果严重，致残率高，常导致半身不遂等。

3. 肾脏

过多的葡萄糖长期聚积在肾脏的小血管内，造成肾内微小血管损伤，使肾脏不能及时排出体内废物和多余的水分，从而出现蛋白尿、泌尿系感染，严重者还会导致肾衰竭即尿毒症。糖尿病肾衰竭目前已成为糖尿病患者的主要死亡原因。

4. 眼睛

由于视网膜的小血管长期受高血糖的影响，逐渐变得薄弱，可能形成微小的血管瘤，一旦血管破裂就会形成出血，导致视网膜病变，严重时会发生视网膜剥离，甚至失明。葡萄糖在晶状体内聚积，也容易引起白内障。糖尿病导致失明的概率是正常人的25倍。

5. 周围血管病变

周围血管病变多为四肢血管粥样硬化后形成闭塞性血管病变，严重者可导致截肢。

6. 周围神经并发症

周围神经包括遍布全身的神经系统，有运动神经、感觉神经及自主神经等。临床表现为出汗异常、性功能障碍、便秘、温度感觉下降，痛觉下降。

7. 足部坏疽

由于足部感觉神经的病变，早期常有针刺样或者蚁走样的感觉。加之血管病变导致足部血液供应不足，足部皮肤因此变得干燥缺乏弹性，容易皲裂和形成"鸡眼"。加之患者对足部擦伤、烫伤等感觉迟钝，如果细菌感染，常形成脓肿、足部溃烂并逐渐坏死，严重者需要截肢，感染严重时还可引起败血症。

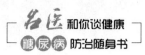
代谢综合征

【问答】

疑问：国际上代谢综合征的诊断标准是什么？

解答：2002年美国国家胆固醇教育计划成人治疗组第三次指南（NCEP-ATPⅢ）提出了代谢综合征的诊断标准：符合以下3个或3个以上条件者即为代谢综合征。

中心型肥胖：男性腰围＞102cm，女性腰围＞88cm；

高甘油三酯血症：甘油三酯≥1.70mmol/L；

低HDL-C血症：男性＜1.04mmol/L，女性＜1.3mmol/L；

高血糖：空腹血糖≥6.1mmol/L；；

高血压：血压≥130/85mmHg。

代谢综合征原称"X综合征"，是一名学者于20世纪80年代末提出的概念。他观察到随着人们生活水平的提高，许多原有的疾病，尤其是传染性疾病逐渐被肥胖、高血压、冠心病、脑血管病等慢性非传染性疾病所取代，这些现代病常同时存在，有共同的致病基础，他把这组疾病称为X综合征。因为X综合征包括许多代谢紊乱，所以后来人们把X综合征改名为"代谢综合征"。经过众多学者的研究和补充，代谢综合征的内容越来越丰富。代谢综合征总结成以下9个"高"：高体重（包括超重或者肥胖）、高血糖、高血压、高血脂（血脂异常症）、高血黏稠度、高尿酸血症、高脂肪肝发生率、高尿白蛋白以及高胰岛素血症（胰岛素抵抗）。可以看出，这9个"高"没有一项有利于我们的健康。一般认为，如果一个人具有上面说的9个"高"中的3个或者3个以上，比如肥胖者同时还有高血压和高血脂，那他就是有代谢综合征了。现在国内外学者已取得共识，代谢综合征的基础是胰岛素抵抗，所以又有人建议用胰岛素抵抗综合征代替代谢综合征更为合适。

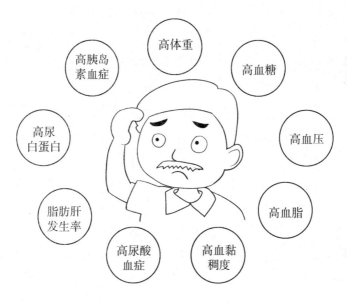

治疗糖尿病的"五驾马车"

【问答】

疑问："五驾马车"治疗中哪一驾最为重要？

解答：治疗糖尿病的五驾马车，饮食治疗最重要。糖尿病治疗应该是综合性的，它包括饮食、运动和药物治疗、糖

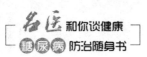
尿病知识的健康教育和血糖监测。其中饮食治疗是各种类型糖尿病的基本治疗措施，不论病情轻重，有无并发症，也不论口服降糖药物和胰岛素治疗等都必须采取饮食治疗。一些病情轻者，往往无须用药，只需饮食治疗就可有效控制糖尿病。就是注射胰岛素的患者配合饮食治疗也可以稳定病情，逐渐减少胰岛素用量。

糖尿病的治疗要遵循一些原则，而不同类型的糖尿病有不同的原则。目前国际上推崇"五驾马车"治疗糖尿病：饮食、运动、药物治疗、糖尿病知识的健康教育和血糖监测。

饮食治疗可谓是最重要的一匹马，也常被称为"驾辕之马"，其余4匹也常被称为拉套之马。可以说对任何一个糖尿病患者来说，饮食治疗是一项基础治疗，在导致糖尿病的环境因素中饮食不当是大家共识的一个要素，没有饮食治疗，就没有糖尿病的满意控制。

规律性的运动有益于血糖的控制，可降低心血管疾病发生的相关危险因素，并有利于体重的控制。同时对高危人群，规律性的运动可帮助预防2型糖尿病的发生。运动要讲究科学性，向大家推荐运动过程的三部曲：正式运动前应先做5～10min的有氧热身运动，对肌肉关节先做几下伸展活动，热身后根据自己的身体条件选择适合的正式运动，运动结束时需要再做5～10min的整理运动，使心率恢复到每分钟比静息时高10～15次的水平。

药物治疗是糖尿病治疗的重点之一，除一部分经饮食和运动治疗能控制病情的2型糖尿病患者以外，都需进行药物治疗。治疗糖尿病的药物包括口服抗糖尿病药物和胰岛素。每个患者根据不同的病情而采取不同的药物治疗方案。1型糖尿病必须使用胰岛素治疗，必要时加用胰岛素增敏剂。经饮食和运动疗法不能良好控制血糖的2型糖尿病患者可选用口服抗糖尿病药物治疗，但在某些特殊情况下也需用胰岛素治疗。

广义的教育不仅是对糖尿病患者的教育，而是针对所有人群的教育。因为要改善糖尿病患者的预后，一定要早诊断、早治疗。早诊断是指不能靠有症状后才去医院诊治，而是要对年龄较大及易发生糖尿病者每年体检查血糖，这样才能早期发现糖尿病。对体检所发现的糖尿病前期进行预防糖尿病的教育，要求他们改善生活方式，即增加体力活动及减少饮食热卡总量及脂肪，尤其是饱和脂肪。这样有可能减少糖尿病的发病率，起到预防作用。

糖尿病患者的血糖水平随时都在变化，对糖尿病慢性并发症会产生明显影响。随时监测血糖水平，是减缓和预防多种并发症的有效措施，防止高血糖，及时发现低血糖，特别是接受胰岛素强化治疗的患者和生病期间的糖尿病患者，有利于随时了解血糖变化情况，调整治疗方案。

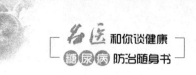

|第二章|
糖尿病的并发症

糖尿病的并发症是指在糖尿病之后发生的，通常认为是继发于糖尿病的疾病，糖尿病慢性并发症已成为糖尿病患者致死、致残的重要原因。据统计，糖尿病患者的死因中，慢性并发症占75.6%。然而并非所有的糖尿病患者都会发生慢性并发症，许多患者患病10多年，仍然没有严重的并发症。

这些并发症既是糖尿病患者饱受痛苦的主要原因，也是决定糖尿病患者预后的关键因素。糖尿病控制得好坏对糖尿病并发症的发生和发展有着直接的影响，糖尿病并发症的防治又是糖尿病治疗的重要内容。因此，糖尿病患者对此应该有充分的了解。

糖尿病的并发症可以分为急性和慢性两大类。急性并发症包括酮症酸中毒、非酮性高渗综合征、乳酸性酸中毒和低血糖症。慢性并发症有三类：第一类是微血管并发症，包括肾脏病变和眼底病变；第二类是大血管并发症，指心血管、脑血管和其他大血管的并发症；第三类是神经病变，包括负责感官的感觉神经，支配身体活动的运动神经，以及调节内脏、血管和内分泌功能的自主神经病变等。

糖尿病酮症酸中毒

【问答】

疑问：如何预防糖尿病酮症酸中毒？

解答：糖尿病酮症酸中毒时血糖多在16.0mmol／L以上，甚至可达55.0mmol／L。自救的办法是：继续注射胰岛素，停止运动，在不能及时到达医院时，应保证进水。预防的办法有：定时注射胰岛素，血糖高于12.0mmol／L以上时，应立即看医生，避免过度紧张，糖尿病患者在患感冒、发热时应立即看医生。

糖尿病急性酮症酸中毒是以高血糖、酮症和酮症酸中毒为特征的糖尿病急性并发症，由于患者体内缺乏胰岛素或胰岛素不能正常发挥作用，因而身体不能利用葡萄糖，只能依靠大量脂肪为机体供应能量，脂肪分解的一部分产物为酮体，是一种酸性有毒物质，既不能被有效利用，也难以完全排出体外，因此在血液中大量积蓄，造成血酮水平升高。当酮体只是轻度增加时，身体通过调节，使血液酸碱度保持在正常范围，我们称之为单纯性酮症。若酮体进一步增多，导致血液变酸，出现了代谢性酸中毒，我们就称它为糖尿病酮症酸中毒了。得了酮症酸中毒后，患者原有的糖尿病症状常明显加重，表现为明显的口渴、多饮、多尿、头昏、食欲下降，脱水严重者皮肤黏膜干燥、弹性差、血压下降、呼吸深快、气息中有烂苹果味。进一步发展，可以导致糖尿病酮症酸中毒昏迷，患者可发生嗜睡、神志不清，甚至昏迷，如

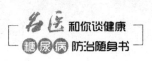

不及时抢救，可导致死亡。

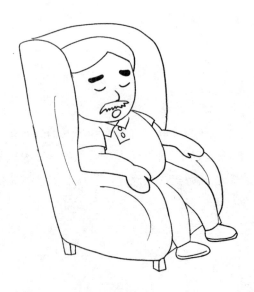

下列情况容易诱发糖尿病酮症酸中毒，应当引起重视。

1. 糖尿病治疗不当

胰岛素治疗中断或不适当减量；降糖药突然停用或用量不足；大量进食水果、甜品、含糖饮料或淀粉类食物等；糖尿病未经正规降糖治疗。

2. 感染

糖尿病患者并发肺炎、泌尿系统感染、坏疽等时。

3. 饮食不当

暴饮暴食或饮食不节引起呕吐、腹泻。

4. 其他严重外伤或手术后、妊娠和分娩

出现酮症酸中毒时化验检查可发现尿糖强阳性，大多为+++上下，尿酮体也为阳性到强阳性，血糖显著增高，通常高于16.7mmol／L（300mg／dL），血碳酸氢根下降，动脉血气分析显示血液呈酸性，pH低于7.35。糖尿病酮症酸中毒的治疗原则包括去除诱发因素（如感染等），补充生理盐水，小剂量静脉滴注胰岛素，补钾等。糖尿病酮症酸中毒有反复发作的倾向，故在酮症酸中毒纠正以后，患者应对其诱因保持警惕，坚持正确的治疗方式，发生感染时及早有效治疗，并及时调整胰岛素等降糖药物的剂量，以防糖尿病酮症酸中毒的再次发生。

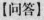

病例

患者，男性，58岁，糖尿病病史5年，服用格列本脲血糖在8.6～9.6mmol/L之间。近3天尿频、尿急、尿痛，近日出现昏迷，查空腹血糖在24.0mmol/L，血钠148mmol/L，血尿素氮7.08mmol/L，尿糖（+++），尿酮体（++）。

诊断结果：糖尿病酮症酸中毒。

糖尿病非酮症性高渗综合征

【问答】

疑问：糖尿病高渗性综合征早期有哪些临床表现？

解答：本病多见于中老年2型糖尿病患者，其中约2/3为轻型。糖尿病或只是糖耐量减低者，早期的表现为糖尿病症状加重，可有烦渴、多饮、多尿、倦怠无力、头昏、头晕、厌食、恶心；查体可见患者表情淡漠、嗜睡、唇干舌燥、皮肤弹性差、心率快、脉细弱、血压偏低等表现。其中多尿、多饮常为最早的表现。

糖尿病非酮症性高渗性昏迷，简称高渗性昏迷，是糖尿病急性代谢紊乱的另一种临床类型。多见于老年人，好发年龄为50～70岁，男女发病率大致相同，大约2/3患者在发病前无糖尿病病史，或者仅有轻度症状。常见诱因有感染、急性胃肠炎、胰腺炎、脑血管意外、严重肾脏疾患、血液或腹膜透析、不合理限制水分、应用某些药物如糖皮质激素、免疫抑制剂、噻嗪类利尿剂和β-受体阻滞剂等，也有因误诊而输入葡萄糖液，或因口渴而大量饮用含糖饮料而诱发或促使病情恶化的。

和任何一种糖尿病急症一样，高血糖高渗状态的预防极为重要，因为一旦发病，即对患者的生命构成极大的威胁，即使侥幸过关，也给患者本人及其家庭造成身体和经济上的重大损失。首先，要及时发现和正确治疗糖尿病。要提高对糖尿病的警惕性，经常进行自我监测，及早发现糖尿病。一旦发现糖尿病的存在，就要积极正确地治疗。其次，平时注意合理安排生活起居。要吃喝合理，注意体育锻炼和休息，不要过度劳累，特别要注意饮水，一定不要限制饮水，以免造成脱水和血液浓缩。第三，如是老年人得了小病，比如说感冒、泌尿系感染以及小的外伤等，要及时治疗，防微杜渐，不要因小失大，导致高血糖高渗状态而酿成大祸。最后，患者发生神志不清或昏迷时，千万要查血糖，不要想当然地认为是脑血管病，高血糖或者低血糖都能引起昏迷。

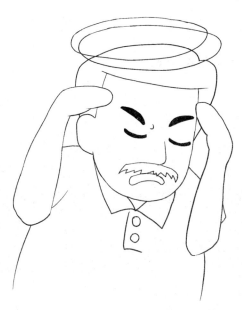

　　高血糖高渗状态是一种十分严重的糖尿病急性并发症，一旦发生，必须立即送医院抢救。因为患者脱水明显，而且脱水是造成一系列症状的主要原因，补足水分才能使血液中的废物和糖分自尿中迅速排出，才能维持患者血压和心脏功能，所以治疗中补充水分十分重要。如果患者还未昏迷，可大量给患者饮用温开水（不要喝盐水），并及时送医院。在医生的治疗中，补充液体也是非常重要的环节，能不能尽快补足水分，而又不引起脑水肿、肺水肿和心力衰竭，是治疗成功与否的关键。在这一方面，有很大学问，必须由医生来处理。使用胰岛素降低血糖，对高血糖高渗状态的治疗也是至关重要的。另外，必须注意治疗引起本病的诱因，也就是说治病要治本，要本末兼顾，才能使患者尽快恢复，而且不至于再次进入高血糖高渗状态。

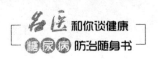
糖尿病乳酸性酸中毒

【问答】

疑问：糖尿病患者为什么易发生乳酸性酸中毒？

解答：糖尿病患者发生乳酸性酸中毒的主要原因有：

（1）糖尿病患者常有丙酮酸氧化障碍及乳酸代谢缺陷，因此平时即存在高乳酸血症。

（2）糖尿病急性并发症如感染、酮症酸中毒、糖尿病非酮症高渗综合征时，可造成乳酸堆积，诱发乳酸性酸中毒，乳酸性酸中毒可与酮症酸中毒同时存在。

（3）糖尿病患者合并的心、肝、肾疾病，使组织器官灌注不良，血红蛋白携氧能力下降，更易造成局部缺氧引起乳酸生成增加；此外，肝肾功能障碍影响乳酸的代谢、转化及排出，进而导致乳酸性酸中毒。

（4）双胍类药物使用不当。双胍类药物，尤其是苯乙双胍能增强无氧酵解，抑制肝脏和肌肉对乳酸的摄取以及抑制糖异生作用而产生乳酸性酸中毒。

乳酸是糖酵解的中间代谢产物，正常情况下，50%～60%的乳酸会在肝脏内转化为糖原贮存，30%～35%会被肾利用。当血乳酸增高大于2mmol/L，血液pH小于7.35时，若无其他酸中毒原因，可诊断为乳酸性酸中毒。

引起体内乳酸含量增加的原因主要有以下两个方面：第一，是乳酸生成过多，比如由于心、肺功能障碍或者血管阻塞造成氧气供应不足。在缺氧的条件下，乳酸的生成就会明显增加，尤其值得注意的是，过量服用苯乙双胍（降糖灵），也能促使乳酸大量生成。第二，就是乳酸的去路不畅，比如肝脏功能障碍，不能将乳酸迅速转化，或者肾脏功能不全，不能将多余的乳酸完全排出体外，就会造成乳酸在体内堆积。乳酸是一种强有机酸，含量过高，就会造成乳酸性酸中毒，严重者将危及生命。

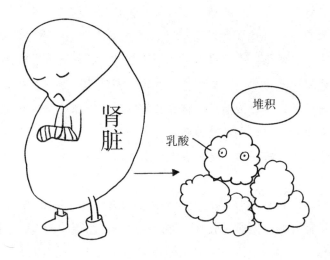

由于本症死亡率很高，因此要加强预防，采取如下措施：凡有肝肾功能不全者，最好不使用双胍类降糖药，因为糖尿病性心脏病发病时易发生心衰，肾循环障碍可影响双胍类药物排泄，故宜慎用；避免使用甲醇、乙醇、木糖醇、水杨酸盐、异烟肼等药物，慎用普萘洛尔等药物；尽量不用果糖、山梨醇，而应采用葡萄糖，以免发生本症；凡有休克、缺氧、肝肾衰竭状态的酸中毒者，应以纠正缺氧、缺血，纠正休克为基本措施，避免本症的发生。

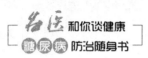
糖尿病低血糖症

【问答】

疑问：为什么老年糖尿病患者容易发生低血糖症？

解答：老年糖尿病患者对低血糖的耐受性差，对低血糖的反应不如其他年龄患者敏感，易发生不自觉低血糖现象，而且一旦发生，一时难以纠正。引起老年糖尿病患者低血糖的诱因，多由于磺脲类降糖药或胰岛素过量；进食减少或不按时进餐；体力活动过大；肾功能不全致降糖药排泄减少而形成体内滞留；或在服用磺脲类降糖药的同时，服用其药效协同的其他药物（如磺胺药）所致。

糖尿病低血糖症就是糖尿病患者血糖太低，引起相应的症状。正常人的血糖通过肝脏、神经和内分泌系统的调节，维持在一个相当狭窄的范围内，其低限一般不应低于3.3mmol/L，当血糖值低于2.8mmol/L时，患者就会出现低血糖反应，如饥饿、心慌、大汗淋漓、疲乏无力、面色苍白等。对于糖尿病患者来说，血糖低于3.9mmol/L时，就可能发生糖尿病低血糖的表现。

和任何一种糖尿病的急性并发症一样，低血糖症也应该防重于治，最好是不要发生，否则会给患者的健康以至于生命安全造成威胁，而且可能引起反跳性的高血糖，导致病情波动。得了低血糖要及时发现，立即治疗，尽快脱离低血糖状态。糖尿病患者终身都需要控制饮食，只有此时可以食用任何可使患者迅速脱离低血糖状态的食品，甚至是糖果以及白糖或者葡萄糖粉。严重者，特别是已经或者即将发生低血糖昏迷者应立即送医院抢救。少量多餐对糖尿病患者的低血糖很有帮助，这样做可以减轻饮食对胰岛素的刺激作用，而且发生低血糖时就已补充了食物，从而避免了低血糖的发生。

患者，女孩，5岁。患1型糖尿病1年。每天早晚妈妈为她注射自行混合的短效+中效胰岛素，血糖监测比较少。妈妈发现女儿有时在凌晨时冒冷汗、哭闹、烦躁不安，说全身感觉不舒服。一天凌晨4点，女儿又出现烦躁、啼哭、冷汗淋漓，妈妈赶紧带她到急诊，测血糖1.3mmol／L。

诊断结果：低血糖症。

病例分析：儿童糖尿病，尤其是1型糖尿病，需终身胰岛素治疗，而胰岛素治疗者均应警惕低血糖。胰岛素治疗中出现的低血糖，主要是饮食、体力活动和胰岛素剂量之间的不协调造成的。造成低血糖症的主要原因有：（1）剂量过大；（2）儿童进食随意性强，时间不固定；（3）运动可加速胰岛素的吸收；（4）病程较长的1型糖尿病，低血糖时释放胰升糖素及肾上腺素的代偿功能受损。

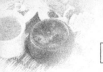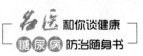
糖尿病肾病

糖尿病肾病是糖尿病最严重的微血管并发症之一。国外资料表明，由于糖尿病肾病造成肾衰竭者比非糖尿病者高17倍，糖尿病肾病是引起糖尿病患者死亡的主要原因之一，其病理改变主要有3种类型：结节性肾小球硬化型病变（有高度特异性），弥漫性肾小球硬化型病变（对肾功能影响最大且最常见，但特异性较低），渗出性病变。

肾脏的滤过作用见图2-1。

临床上常将糖尿病肾病从轻到重分为5期：第一期主要是代偿性的肾脏功能亢进，肾脏还没有什么病理改变，有的患者肾脏体积有所增加。第二期肾脏发生了组织学上的改变。此时肾穿刺活检已能发现不正常，但化验检查还没有什么阳性发现。也就是说还查不出什么问题，患者也还没有什么感觉，仅少数患者有时血压偏高。从第三期开始患者已有临床上的不正常，尿蛋白出现，血压也开始增高，此阶段关键性的化验结果是尿中微量白蛋白分泌率已高于20μg/min，临床上通常将这一期肾病称为早期肾病。早期肾病是糖尿病肾病得以完全恢复的最后机会，再向前发展，糖尿病肾病就无法完全消失了。如果尿中微量白蛋白分泌率超过200μg/min，病情就进入了第四期。第四期又称为临床肾病，其主要特点就是尿中出现大量蛋白，血压持续性升高。到了第五期，糖尿病肾病已进入晚期，我们常称之为终末肾病。此时患者因肾功能不全，血液中的含氮废物也开始升高，其中血肌酐水平升高超过180μmol/L是第五期也就是终末肾病的诊断指标，终末肾病患者往往伴有显著的高血压和水肿。

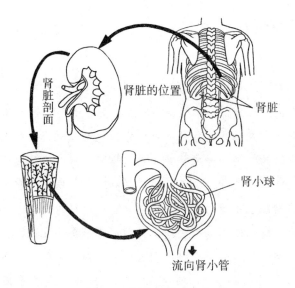

肾脏剖面

肾脏的位置

肾脏

肾小球

流向肾小管

图2-1　肾脏的滤过作用

　　血糖控制水平对糖尿病肾病和糖尿病眼底病变的发生和发展有着极其重要的影响，良好的血糖控制可以使1型糖尿病肾病的发生率下降一半，使2型糖尿病肾病的发生率降低1/3。患者如已发展到早期肾病阶段，为了控制好病情，又不至于影响肾脏功能，首先应积极动员他们接受胰岛素治疗。第二个措施就是控制好患者的血压，高血压、高血脂是使糖尿病肾病加重的一个非常重要的因素，所以患者应该饮食清淡，少吃盐，已有高血压、高血脂者要毫不犹豫地坚持使用降压、降脂药物，使血压、血脂维持在达标水平。另外，需要再次说明的是吸烟对糖尿病肾病极为不利，为了自己的肾脏，千万不要吸烟。饮食要求以优质动物蛋白为主，根据患者的肾脏功能决定每天每千克体重的蛋白量。

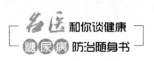

糖尿病眼病

【问答】

疑问：为什么糖尿病性视网膜病变是致盲的危险信号？

解答：在糖尿病各种并发症中，视网膜病变相对发生较早，也最为常见。糖尿病常可导致增殖性视网膜病变，它是引起失明的重要原因，是一种可怕的眼部并发症。它主要表现在视网膜上出现新生血管，继而引起玻璃体出血、纤维组织增生、视网膜剥离等。增殖性视网膜病变的发病因素与糖尿病病程长、发病年龄轻，同时伴有高血压、蛋白尿、肾功能不全、血脂高有关。眼底视网膜出现一个或多个微血管瘤、渗出或出血，常出现在增殖性视网膜病变发生之前。因此，糖尿病性视网膜病变是引起失明的危险信号。

糖尿病眼底病变是对视力的最大威胁之一。糖尿病对眼睛的影响非常大，糖尿病眼病引起的双目失明要比非糖尿病者高出25倍。这些眼病中，最常见而且对视力影响最大的是白内障和糖尿病视网膜病变。

糖尿病引起的白内障与老年性白内障有所不同，它在晶状体中造成的白斑往往是散在性的，而老年性白内障则多从晶状体的核心部位开始，逐渐向外发展。白内障可以通过手术来根治，切除白内障已经成熟的晶状体，患者的视力可恢复很多。治疗白内障的前提是必须控制好血糖及血压，血糖和血压控制不好，术中可能发生眼底出血，术后感染或者愈合不好的概率增加。正常晶状体和白内障晶状体见图2-2。

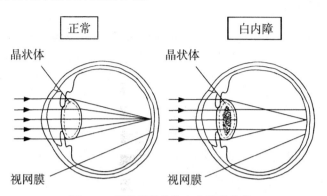

图2-2　正常晶状体和白内障晶状体

　　视网膜病变既是糖尿病微血管病变的重要表现之一，也是糖尿病患者失明的主要原因。按眼底改变可分为6期，分属两大类：Ⅰ期为微血管瘤，出血；Ⅱ期为微血管瘤，出血并有硬性渗出；Ⅲ期时出现棉絮状软性渗出；Ⅳ期时新生血管形成，玻璃体出血；Ⅴ期时机化物增生；Ⅵ期时继发性视网膜脱离，失明。以上Ⅰ～Ⅲ期为背景型视网膜病变，Ⅳ～Ⅵ期为增殖性视网膜病变，见图2-3。

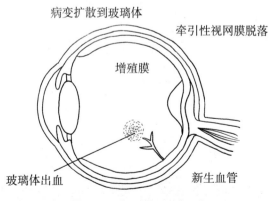

图2-3　增殖性视网膜病变

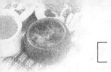

病例

　　患者，男性，35岁，患者于4个月前自觉双眼视力下降，未给予药物治疗。1周前，突然右眼红、胀痛伴头痛。入院检查：

　　右眼：视力：手动/50cm，矫正无明显提高。近视力：Jr7不见。眼压：61.75mmHg，眼睑无红肿，色素缘外翻，虹膜可见新生血管，晶状体皮质轻度混浊，余无法窥入。

　　左眼视力0.12~1，矫正无明显提高，近视力：Jr7，眼压：10mmHg，眼睑无红肿，泪囊区皮肤无红肿，晶状体轻度混浊，玻璃体腔积血，视盘见纤维血管增殖膜，局部牵拉视网膜脱离。

　　B超示双眼玻璃体混浊，后脱离，玻璃体增殖、积血，右眼牵拉性部分视网膜浅脱离。并做了眼底、眼压、海德堡等全面检查。

　　诊断结果：双眼糖尿病视网膜病变，右眼新生血管性青光眼，2型糖尿病。

糖尿病足

【问答】

疑问：糖尿病患者为什么要重视足部护理？

解答：糖尿病患者如果已经有了神经病变及血管病变，就要特别注意足部的护理，因为有神经病变，使足部失去感觉，且血管病变，使足部供血不足，发生缺血，如此就容易发生足部损伤、溃烂、坏死、感染等，严重者需要截肢，以上这些变化，统称为糖尿病足。一旦发生了糖尿病足，轻则影响患者生活质量，重则致残或危及生命，因此加强足部护理，预防其发生，是糖尿病患者自我保健不可缺少的部分。

糖尿病足是指因糖尿病血管病变和（或）神经病变及感染等因素，导致糖尿病患者足或下肢组织破坏的一种病变，常常由于缺血、神经病变和感染3种因素的同时出现而产生。

由于下肢动脉硬化，加之自主神经病变使血管运动减弱，导致足部供血不足，局部组织缺血和抵抗力下降，或当足部发生微小的创伤，如不合脚的鞋挤压、擦伤、皲裂或鸡眼等处理不当，均可引起感染面形成溃烂，又因患者痛觉减退或消失，不能及时察觉病变，常常使溃疡加大。

要保护足部的干净与干燥，经常以温水泡脚，避免穿过紧、不合脚的鞋，注意清除鞋内的异物，以免磨破皮肤。注意修剪趾甲，不要剪得太短过秃。对鸡眼和任何微小的足部损伤或感染都

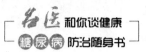

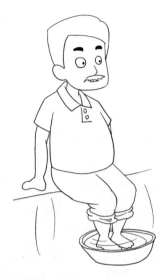

应积极处理，以免形成溃疡或坏疽。注意足部保暖，以保证下肢血液供应充足。吸烟能使血管进一步收缩，是造成下肢坏死的重要原因。一旦糖尿病足的诊断成立，就必须立即积极予以处理，以免病情的扩大发展，引起残废或死亡。治疗方式包括使用扩张血管、活血通脉药物，抗生素控制感染，足部换药及外科处理等。

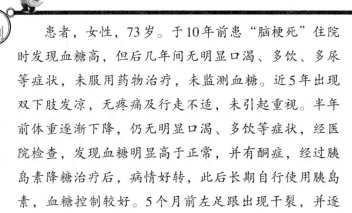

病例

　　患者，女性，73岁。于10年前患"脑梗死"住院时发现血糖高，但后几年间无明显口渴、多饮、多尿等症状，未服用药物治疗，未监测血糖。近5年出现双下肢发凉，无疼痛及行走不适，未引起重视。半年前体重逐渐下降，仍无明显口渴、多饮等症状，经医院检查，发现血糖明显高于正常，并有酮症，经过胰岛素降糖治疗后，病情好转，此后长期自行使用胰岛素，血糖控制较好。5个月前左足跟出现干裂，并逐渐溃烂扩大，自行在家换药及口服抗生素治疗，症状无明显好转，足部疼痛难忍，以夜间为重。

　　诊断结果：2型糖尿病，糖尿病下肢血管硬化性糖尿病足。

糖尿病心血管并发症

【问答】

疑问：为什么糖尿病与冠心病形影不离？

解答：几乎是每个糖尿病患者都有不同程度的冠状动脉粥样硬化性心脏病，这也是糖尿病患者死亡的主要原因。这是因为糖尿病患者本身因高血糖就可以引发广泛的心肌纤维

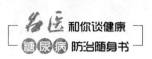

化，导致糖尿病心肌病，加上冠心病或心肌梗死，糖尿病患者的死亡率就更高了。

冠状动脉是专为心脏供血的血管，因血管像一顶帽子一样覆盖在心脏表面而得名。当冠状动脉血管壁发生粥样硬化，阻碍血流，引起心肌血液供应不足时，就会出现心慌、胸闷，甚至心肌梗死等心脏病的表现，成为冠状动脉粥样硬化性心脏病，简称冠心病。与非糖尿病患者相比，糖尿病患者更易患冠心病，糖尿病患者发生心肌梗死的概率是无糖尿病人的4倍。

糖尿病患者心血管病变的发生率和死亡率是非糖尿病人群的2～4倍，是2型糖尿病患者最主要的死亡原因，占糖尿病患者死亡原因的40%左右，而且发病年龄早、进展快、病情重、预后差。糖尿病患者容易发生冠心病的原因是：糖尿病患者体内糖含量过高，使心脏血管的内皮细胞的结构蛋白通过非酶"糖化"以及低密度脂蛋白的"糖化"，不仅损伤了内皮细胞，而且促使中膜平滑肌细胞向内膜游走，造成血管壁通透性增加，促使脂质沉积在血管壁。同时，糖尿病患者血黏度高，容易凝集，血小板功能异常，容易使血栓形成，加上血管压力增高，造成内皮肥厚、中层肌细胞坏死，而且由于胰岛素抵抗、高胰岛素血症，可以直接诱导平滑肌增生，动脉内膜和中层增殖，并促进肾脏远曲小管对水和钠的重吸收，兴奋交感神经系统，通过体内激素儿茶酚胺的作用，增加心排出血量和使外周血管收缩。糖尿病患者往往还同时合并有高血脂、高血压、微量白蛋白尿。因此，糖尿病患者容易发生心血管病变。

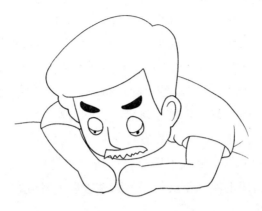

部分糖尿病合并心血管病变的患者临床表现与一般冠心病一样，主要为胸闷、活动后气短、心口痛、脚肿、咳嗽、心慌等，但是常常发病较早、病情重、进展快。30%的糖尿病患者虽有心肌缺血和心肌梗死，但是并没有感觉心口疼痛，临床表现常常不典型，部分患者出现睡觉时不能平躺，严重者表现为难以纠正的心力衰竭或昏倒，甚至造成猝死。

糖尿病脑血管并发症

【问答】

疑问：怀疑有糖尿病脑血管病变时可以做哪些检查？

解答：怀疑有糖尿病脑血管病变的患者应立即到医院神经科就诊，必要时行经颅多普勒和脑CT检查。外周或颈动脉阻塞性疾病也可以预示脑血管病变，可行外周和颈动脉超声多普勒检查。

现在公认糖尿病为脑血管病的主要危险因素之一。糖尿病合并脑血管病的发病率达20%～40%，其中以脑梗死者为主，短暂性脑缺血发作占42.2%，脑出血仅占6.7%，脑栓塞少见。研究显示，糖尿病合并脑卒中的患病率比非糖尿病者高3～4.5倍，病死率也升高，但糖尿病患者的脑出血发病率较低，为非糖尿病患者的半数以下。在发病年龄上，糖尿病合并脑血管病发病年龄较非糖尿病人群脑血管疾病发病年龄提前10～20年，因此，对临床上发病年龄较轻的脑血管病患者应警惕糖尿病存在的可能性。

糖尿病性脑病的发病有多方面原因：糖尿病合并脑血管病变，包括脑微血管屏障功能改变、血—脑屏障转运功能改变、脑微血管神经递质活性改变以及脑微循环血流动力学改变等；糖尿病代谢紊乱，如高血糖、低血糖、高渗透压、酮症等均可导致中枢神经系统功能改变，其中以反复低血糖发作的影响最明显。

需要严格控制血糖，血糖控制的好坏直接影响病情进展、并发症及预后。在脑梗死急性期，尤其是发病48h内，静脉输入含葡萄糖的溶液时，应在葡萄糖溶液中加入胰岛素，胰岛素的剂量依血糖浓度而调整。必须注意的是，血糖过高或过低均不利于病情，血糖过低，可造成低血糖昏迷、脑水肿。

如果诊断为脑出血，需要知道并注意，糖尿病合并脑出血者应尽量减少搬动，给予脱水降低颅压治疗，控制血压，酌情给予止血药，常需根据CT等影像学检查及临床症状考虑手术治疗。

糖尿病性神经病变

糖尿病性神经病变主要由微血管病变及山梨醇旁路代谢增强以致山梨醇增多所致。全身各处的神经组织都可能受到糖尿病的损害，按其所在部位和功能，可将糖尿病神经病变分为中枢性和周围性神经病变两大类。中枢神经系统包括脑和脊髓，有关糖尿病与脑血管病变的关系前面已经提及，糖尿病也可影响脊髓，表现为肢体感觉与运动失常、位置觉消失、排尿困难与阳痿等；周围神经病变包括颅神经、感觉神经、运动神经以及自主神经病变4种。

1. 颅神经病变

颅神经共有12对，多数都可受糖尿病的影响，颅神经受害的表现包括上眼睑抬不起来、眼球活动障碍、看东西双影、听力下降、口眼㖞斜等。

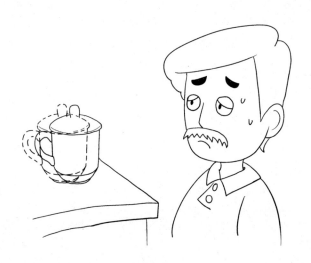

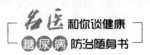

2. 感觉神经病变

糖尿病感觉神经病变非常常见，主要表现为末梢神经炎，有时给患者带来极大的痛苦。末梢神经炎的症状为肢体疼痛、麻木，疼痛严重时有的患者会丧失继续生活的勇气；感觉异常，如有烧灼感、蚁走感、触觉过敏，但真正受到高温、低冷或刺伤等外界刺激时反而不能有正常的感觉，不能立即采取自我保护措施；还有的患者叙述"脚下没根"，"像走在棉花上一样"，容易跌倒。

3. 运动神经病变

与感觉神经相比，运动神经受连累的情况比较少见，主要表现为血管神经性病变，如全身无力、肌肉萎缩、肢体疼痛等，偶有单神经麻痹引起肢体瘫痪者，多数患者经过积极治疗，症状可以消失。

4. 自主神经病变

患者常大汗，特别是头、面部和躯干部大汗，四肢汗不多，吃饭或稍事活动就大汗淋漓，有的患者半身出汗；腹胀、大便失常、腹泻便秘交替出现；直立性低血压，患者往往躺着时血压高，一站起来血压就下降，甚至头晕跌倒；排尿障碍，或有排尿困难，或小便滴沥不尽；阳痿不育也很常见。这些症状都与糖尿病神经病变有关。

|第三章|
糖尿病的监测和诊断

在一般的身体检查中，当发现有糖尿病的可能时，医生为了确诊，会要求做初诊检查。凭借着这些检查数据，医生会做出综合判断，判定是否患有糖尿病。

确诊患有糖尿病后，为确诊患者患病程度，是否伴随有并发症，需要做并发症的检查。医生根据这个检查结果，制订治疗方案，指导治疗。

治疗开始后，医生为了掌握患者血糖和并发症情况，以便制定对策，会要求患者反复定期检查。

糖尿病的初诊

【问答】

疑问：尿糖就一定是糖尿病吗？

解答：尿糖阳性不一定都是糖尿病，因为下列情况也可

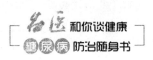

出现尿糖，但不是糖尿病。

（1）妊娠期糖尿。孕妇往往由于细胞外液容量增加而抑制肾脏近曲小管重吸收葡萄糖的功能，致使肾糖阈下降而易出现糖尿。

（2）滋养性糖尿。少数正常人在摄取大量碳水化合物后，由于小肠吸收糖过快而负荷过重，可出现暂时性糖尿。

（3）其他糖尿。在胃切除或甲状腺功能亢进症中糖在肠内吸收加速，食后血糖迅速升高又很快降低，可呈现暂时性糖尿及低血糖症状；肝功能不全时，果糖和半乳糖利用失常，血糖浓度过高，有时会出现果糖尿或半乳糖尿。

确诊糖尿病的主要检查包括：

1. 问诊

无论是初诊还是定期检查，首先都要接受医生问诊。问诊是医生判断是否患有糖尿病、患病程度的主要依据，是合理开展深入检查的前提。糖尿病的发病对患者的日常生活有重大影响，虽然每个患者受到影响的程度可能不大一样，但是医生仍能从这些点滴的信息中捕获到有用的信息，借助这些信息，医生做出最佳治疗方案。

患者也应具有正确回答医生问诊的能力，认真准确回答医生的详细提问，有助于快速、准确地诊断病情。

2. 尿糖检查

如果血糖值升高，相应地从血液中滤过的葡萄糖也会出现在尿液中。尿糖检查就是为了发现尿中的葡萄糖，一般用尿糖试纸

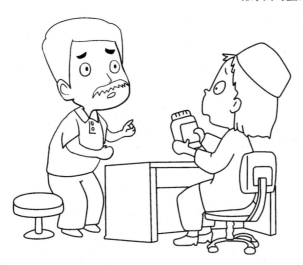

检查。将尿糖试纸端浸入尿中，取出后与标准比色卡片比较，即可读出尿糖含量。

通过此检查发现尿中含有葡萄糖，并不能确定当事人患有糖尿病，有的人在血糖正常情况下仍能检查出尿糖，这叫作肾性糖尿，多数是与生俱来的。检查为尿糖，但是血糖值正常，则不是糖尿病。相反，如果血糖值在140～160mg / dL（7.8～8.9mmol / L）为轻度高血糖时，通常检查不出尿糖。只有血糖值达到160～180mg / dL（8.9～10.0mmol / L）以上时，才能在尿检中检查出葡萄糖。还有的高龄患者即使血糖高也检查不出尿糖。

因此，检查出尿糖并不能确认为糖尿病，只能说明有糖尿病的可能性。尿糖检查是在得知高血糖的情况下，做的进一步验证检查。

3. 血糖测定检查

血糖值是诊断糖尿病的重要数据，有空腹血糖、随机血糖和糖耐量2h血糖。空腹血糖是8～10h无任何热量摄入的血糖，随

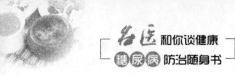

机血糖是指餐后任何时间测的血糖，糖耐量2h血糖是75g无水葡萄糖负荷2h的血糖。有糖尿病症状，并且空腹血糖≥126mg／dL（7.0mmol／L），或者随机血糖≥200mg／dL（11.1mmol／L），或者糖耐量检查2h血糖≥200mg／dL（11.1mmol／L）可以确诊糖尿病。没有糖尿病症状需要再测一次诊断才能成立。

4. 葡萄糖耐量试验

葡萄糖耐量试验是诊断糖尿病的重要手段。空腹血糖在100～125mg／dL（5.6～6.9mmol／L）的人叫空腹血糖受损，需要做糖耐量检查明确有无糖尿病。糖耐量2h血糖＜140mg／dL（7.8mmol／L）为正常糖耐量，≥140mg／dL（7.8mmol／L）且＜200mg／dL（11.1mmol／L）为糖耐量减低，≥200mg／dL（11.1mmol／L）是诊断糖尿病的依据之一。

5. 血液胰岛素浓度检查

血液中胰岛素浓度（血液中胰岛素值）检查，是为了测定由胰脏分泌的胰岛素的量在什么水平上。

健康的人血液中胰岛素值是与血糖值变化呈正相关的。血糖值上升，胰岛素就开始被分泌到血液中，血液中胰岛素值上升。同样，血糖下降，血液中的胰岛素值也下降。

然而，糖尿病患者不是这样。当糖尿病患者的血糖升高时，他的胰岛素或者不分泌，或者分泌不迅速。相应的其血液中胰岛素值或者不升高，或者升高很慢。这被认定为2型糖尿病的特征，即可以通过这个检查，帮助确定所患的糖尿病类型。

糖尿病并发症的检查

【问答】

疑问：出现哪些症状提示有糖尿病并发症？

解答：眼睛可出现视物不清、失明；脑血管可出现脑梗死、脑出血，导致肢体活动障碍；心绞痛、胸闷、左肩痛、左侧牙痛，心电图有心脏供血不足，可出现冠心病、糖尿病、心脏病、心肌梗死；神经系统可出现痛觉过敏或痛觉丧失、肢端麻木、腹泻、阳痿、便秘、活动受限、肌无力、肌萎缩；肾脏可出现尿毒症、蛋白尿；足部可出现足部疼痛、足部溃疡、坏疽等。

患者被诊断为糖尿病时，可能已经得糖尿病很久了，在这种长时间不做治疗的情况下，糖尿病病情可能已经加剧了，已经出现了糖尿病并发症。为了制订出合理的治疗方案，需要进行各项糖尿病并发症检查。

1. 通过眼底检查诊断是否有眼底病变

为了诊断糖尿病眼底病情，患者必须定期接受眼底检查。

不论多么轻的糖尿病不经治疗，在不知不觉间全身的毛细血管都会出现功能障碍。

这种血管功能障碍在眼部早期会表现为视网膜症（单纯视网膜症）。而且，视网膜是人体唯一可以凭借肉眼观察的血管密集区，因此通过眼底检查可以断定视网膜有没有病变，从而判定全身的毛细血管病变。

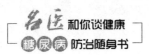
2. 检查是否有神经障碍

为了诊断是否有糖尿病并发症神经障碍，需要进行以下各项检查：

首先，用橡胶小锤轻叩膝关节附近，进行膝跳反射检查。在病症加剧的情况下，皮肤的感觉会变得迟钝，为了测定皮肤的知觉，进行振动检查。在仍不能测定清楚时，用叫作肌电计的仪器进行神经传导速度检查（这是一种用来检查运动神经和感觉神经传导电刺激速度快慢的检查，糖尿病患者神经传导速度比健康人慢）。有无麻木感、神经痛、腿肚子抽筋、脚发凉等，这些症状都是神经障碍的表现。

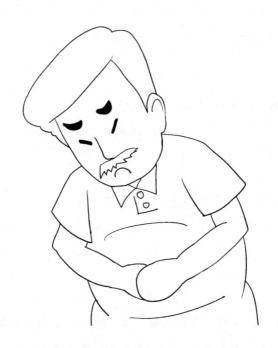

定期检测项目

【问答】

疑问1：糖尿病患者为什么需定期监测血脂值？

解答：糖尿病患者动脉粥样硬化、冠心病、高血压、心肌梗死、脑血管病等，较非糖尿病人群高3倍左右。这些并发症的出现与血糖控制好坏、病程、年龄、肥胖等有关，但也与糖尿病伴有脂质代谢紊乱密切相关。因此，糖尿病患者定期监测血脂对防治动脉粥样硬化性血管病变很重要。

疑问2：在什么情况下应做尿酮体监测？

解答：正常人每日尿酮体排出量在0.34mmol（20mg）左右，尿酮体定性检测为阴性。当糖尿病患者病情控制不佳时，脂肪分解代谢增加，酮体生成增多，超过体内组织利用的速度时，尿酮体排出增加。当糖尿病患者有以下情况时，可做尿酮体检测：

（1）合并感染、外伤、精神紧张、工作过劳等应激情况。

（2）当发生食欲不振、恶心、呕吐、腹泻时。

（3）因某种疾病不能进食，补充糖类及胰岛素不足时。

（4）糖尿病患者妊娠期。

（5）怀疑发生了酮症酸中毒的患者。

（6）血糖超过14mmol／L。

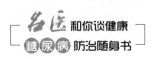

糖尿病定期检测项目见表3-1。

表3-1　糖尿病定期检测项目

检查项目	检查内容	检查周期
血液生化检查	糖化血红蛋白检查	3个月检查1次
	血脂肝功能肾功能检查	3～6个月检查一次
23尿检	尿酮体检查	1～3个月检查一次
	尿残渣	
神经学检查	腱反射、振动觉、神经传导速度	6～12个月检查一次
眼科检查	眼底检查	6～12个月检查一次
其他检查	尿中C-肽检查	6～12个月检查一次
	尿蛋白排出量检查	
	尿中细菌含量检查	
	心电图	
	胸部透视	

1. 糖化血红蛋白检查

血液中的葡萄糖与红细胞内的血红蛋白结合生成糖化血红蛋白。血红蛋白一旦与糖结合，就不再分离，只有当红细胞被破坏时才能消失。血中的葡萄糖浓度越高，则与血红蛋白结合得越多，糖化血红蛋白占总血红蛋白的比例也越高。糖化血红蛋白反映了餐后血糖和空腹血糖的整体水平，两者中任何一个出现波动，糖化血红蛋白就会出现变化。

平时监测血糖反映的是某一个时间点的血糖，而糖化血红蛋白反映的是取血前8～12周血糖的总水平，成为糖尿病控制情况的监测指标之一，在治疗之初至少每3个月监测一次，达到治疗目标可以每6个月监测一次。

2. 血压检查

高血压是引起糖尿病心血管疾病最为主要的原因，高血压不可不治。糖尿病患者在使用降压药之前，必须注意生活习惯的改善，包括多高纤维低脂少钠饮食、减肥、忌烟酒等，如果采取这些措施后血压仍高于140/90mmHg时，应立即而且坚持不懈地服用降压药。如果用药后血压仍未达标，就要加药或者换药。高血压与糖尿病互相影响，互为因果。特别是糖尿病患者，往往血糖高、血脂不正常、血黏度也高，再加上高血压，血管进一步收缩变窄，很容易发生阻塞或出血，必须十分注意，经常监测血压的变化。第一次看病时，糖尿病患者必须量血压，第一次看病时血压高的人，下次就医时必须复查血压，即使血压不高，每次就诊也必须监测血压一次。

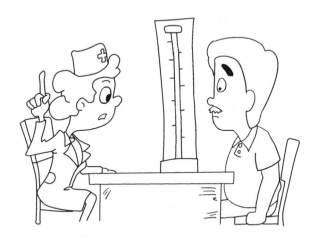

3. 血脂检查

糖尿病是一种代谢性疾病，不仅血糖升高，血脂代谢也会发生紊乱。糖尿病患者合并心、脑、肾血管疾病比正常人高3~5

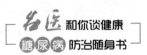

倍，这都与脂代谢紊乱有着密切的关系，因此监测血脂具有重要意义。

糖尿病患者血脂容易不正常，主要表现在胆固醇和甘油三酯水平升高，低密度脂蛋白胆固醇该低不低，高密度脂蛋白胆固醇该高不高，结果造成高血压、动脉粥样硬化及心脑血管病增多，严重者造成患者死亡。此外，血脂异常症患者肥胖、高血压、痛风、肝胆及胰腺疾病的发生率也增高，必须加以防治，血脂达标者至少半年化验血脂。

4. 尿酮体检查

酮体是脂肪分解时产生的"废物"。因为胰岛素不足，脂肪不能彻底转化为能量，而产生酮体。血液中发现酮体则说明胰岛素不足，酮体在血中出现意味着机体进入严重消耗状态，充满血液则使血液向酸性发展，也就是常说的酸中毒状态，这种状态是由胰岛素极度缺乏导致的，说明机体血糖值已经高得惊人了，将会出现各种异常症状。酮体值高，会导致机体脱水陷入昏迷。

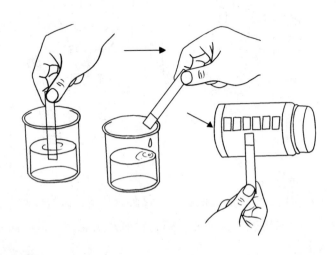

酮体充满血液后，会从尿中排出。通过化验尿样，检查有无酮体，查出酮体则称为"尿酮体阳性"。尿酮体的有无可以判断糖尿病病情进展，可以判断血糖控制得好坏。最近尿酮体测定试纸被广泛使用，尿酮体测定试纸使用简单，测定快速，患者可以独自完成测定。

5. 尿中C-肽检查

C-肽是在胰岛素原水解为胰岛素的过程中产生的，也叫连接肽，与胰岛素以等分子数从胰岛分泌出来，因此测定C-肽与测定胰岛素有同样重要的意义，而且因为C-肽在体内分解少、测定不受胰岛素抗体和外源性胰岛素的影响，所以检验时更有参考价值。

6. 尿白蛋白排出量检查

正常人的尿中有微量的白蛋白排出，24h内的总排量不应超过20mg，当发生糖尿病肾病时，肾脏排出的白蛋白会相应增加，但尿白蛋白要超过200mg时才能用常规的方法检查出来，当24h尿白蛋白在30～200mg时说明肾脏已有病变，但尿常规还不能查出，这时就需要应用更敏感的方法如放射免疫分析法或酶免疫分析法等进行检查，以便在早期就能够发现有无肾脏损害。一般情况下，尿白蛋白水平异常，则需要重测一次确定，因为运动等情况会使结果呈假阳性。如果测定两次都为阳性结果就应该采取措施保护肾脏了，此测定一般1～3个月检测一次。

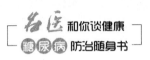
糖尿病的高危人群

【问答】

疑问：肥胖的人为什么易患糖尿病？

解答：（1）肥胖的人是摄食量过高，刺激胰岛β细胞过度分泌，导致胰岛功能衰竭而发生糖尿病。

（2）肥胖即脂肪细胞数目多体积大，对胰岛素需求多，胰岛细胞负荷过重，导致胰岛功能衰竭而发生糖尿病。

（3）由于脂肪细胞膜上胰岛素受体数目减少及亲和力下降，使胰岛素的生物活性降低，导致糖尿病。

（4）由于脂肪细胞增多，靶细胞膜上的胰岛受体减少，靶细胞内也有受体后缺陷。对胰岛素不敏感，产生胰岛素抵抗而导致糖尿病。

任何糖尿病患者在治疗过程中都应监测血糖。尤其是反复低血糖和酮症患者，强化胰岛素治疗者，口服降糖药疗效不稳定者，糖尿病伴应激状态如发热、肺炎、腹泻、麻醉、手术、糖尿病高渗昏迷及酮症酸中毒者以及妊娠糖尿病患者，更需要血糖监测。

此外，对糖尿病高危人群也应该进行定期监测，可以早期发现糖尿病和糖耐量异常状态，以便进行早期防治。

糖尿病的高危人群主要有以下一些人：

1. 糖尿病患者的一级亲属，如父母、同胞和子女。

2. 有巨大胎儿（＞4kg）分娩史的妇女。

3. 成年肥胖，尤其40岁以上的人群。

4. 目前血糖正常但有过妊娠糖尿病病史的妇女。

5. 患有高脂血症、原发性高血压或冠心病的患者。

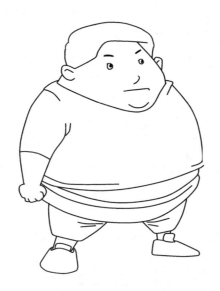

监测血糖的频率

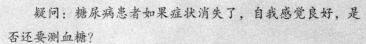

【问答】

疑问：糖尿病患者如果症状消失了，自我感觉良好，是否还要测血糖？

解答：当然要，糖尿病自我检测要维持终身。症状消失和控制良好之间是有本质区别的。

血糖监测的频率要因人而异。

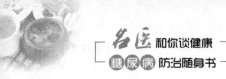

如果是用口服降糖药治疗的患者，建议每周测血糖4次，如星期一测早餐前，星期三测午餐前，星期五测晚餐前，星期六或星期日测睡前。

如果是采用胰岛素治疗的患者，建议每天测血糖2次，如星期一至星期五测早餐前和晚餐前，星期六和星期日测午餐前和睡前。住院患者需严格控制血糖，一般每天测4～7次。

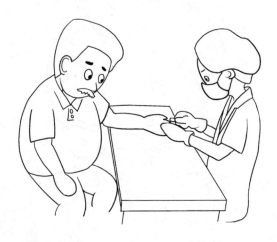

病情稳定者：每月4～7次，选择不同的时间段。若遇不同于平常情况，比如饮食、运动、用药异常等，随时增加检测血糖次数。

妊娠糖尿病或伴发其他疾病（感冒、心血管疾病等）者：每天至少4次或按医嘱每4天观察1次全天血糖谱（三餐前后、睡前或夜间7个点时）。

严格地讲，血糖控制是指全日血糖的总体控制。血糖监测要包括餐前后与夜间的血糖水平。

血糖的控制指标

专家们根据国内外的研究而为糖尿病患者制定了最理想的糖代谢控制目标：即空腹血糖最好在6mmol／L以下，餐后2h血糖在8mmol／L以下，糖化血红蛋白在6.5%以下。但是，在实际工作中，由于糖尿病患者的年龄、病程、并发症、伴发疾病等情况千差万别，不可能要求所有患者都达到上述目标，不同的人群选择的标准也不相同，应该根据每个患者的实际情况制定合理的控制目标。

对于没有严重并发症的患者，特别是青少年，最好能够达到上述理想的控制目标，老年患者其控制目标应适当放宽至空腹血糖为7mmol／L，餐后2h血糖为10mmol／L左右。对于有并发症生活不能自理者空腹血糖为8mmol／L，餐后2h血糖为12mmol／L左右、而对于那些已经并发严重心脑肾病变的患者、预计生存期小于10年的患者，血糖控制的标准更宽。

怀孕的妇女血糖控制最为严格，空腹血糖＜5.3mmol／L，餐后2h血糖＜6.7mmol／L。

无论任何年龄，血糖、血脂及血压均应该尽量控制到理想水平。各项指标参考值见表3-2。

表3-2　各项指标参考值

	正常人	理想	尚可	差
空腹血糖（mmol／L）	3.3～5.6	4.4～6.1	≤7.0	≥7.0

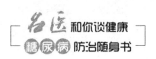
续表

	正常人	理想	尚可	差
餐后腹血糖 （mmol/L）	3.3~7.8	4.4~8.0	≤10.0	≥10.0
糖化血红 蛋白	4%~6%	<6.5%	6.5%~7.5%	>7.5%
胆固醇 （mmol/L）	<5.7	<4.5	4.6~6.0	≥6.0
高密度脂蛋白 （mmol/L）	>1.03	>1.1	1.1~0.9	<0.9
低密度脂蛋白 （mmol/L）	<3.62	<2.6	2.6~4.0	>4.0
甘油三酯 （mmol/L）	<1.69	<1.5	1.5~2.2	≥2.2
血压 （mmHg）	130/85	130/80	130/80~ 140/90	≥140/90

注意事项

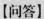

【问答】

疑问：饭后2h从什么时候算起？

解答：因为消化是从吃第一口饭起就算开始了，所以饭后2h是从开始吃第一口饭开始算起。

1. 测空腹血糖应在早餐6—7点，未用降糖药之前。如果患

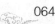

者上午九十点钟到医院测，虽然还未进餐，但测得的血糖不能反映真实情况。因为前一天晚上用的降糖药物此时已经失去作用，加之未进餐，肝糖原分解，所测得的血糖常较高。

2. 监测餐后血糖时，三餐后都要测。因为每餐后的血糖变化都不一样，某一餐后的血糖不能代表其他餐后的血糖。

3. 如果出现低血糖反应，应尽快测血糖，最好在10min之内。因为当出现低血糖后，体内的很多升糖激素会马上分泌，10min左右血糖就会升高（苏木杰现象），而且会大大高出平时的血糖水平。所以当怀疑有低血糖时要马上测血糖，如果测得晚了，血糖正常或升高都不能明确是低血糖后的高血糖反应还是本来就没有发生低血糖。

"苏木杰现象"与"黎明现象"

【问答】

疑问：血糖监测能否鉴别反应性高血糖和"黎明现象"？

解答：在临床上有时碰到这样的难题，胰岛素不断加量但血糖反而升高，这需要明确是"苏木杰现象"还是"黎明现象"。

为了鉴别这两种现象，我们可以检测凌晨2—3点的血糖，若发生低血糖则次日清晨的高血糖为反应性高血糖，否则为"黎明现象"，鉴别明确后可采取相应治疗措施。

凌晨2—3点的血糖是人体24h中血糖的最低点，如果怀疑有夜间低血糖、"苏木杰现象"或"黎明现象"时需监测此刻的血

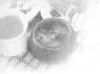

糖，有利于发现夜间低血糖或高血糖。

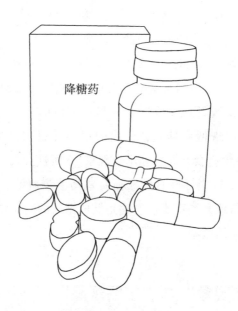

降糖药

　　"苏木杰现象"是指糖尿病患者夜间低血糖，早餐前高血糖的现象。它主要是由于口服降糖药或胰岛素使用过量而导致夜间低血糖反应后，机体为了自身保护，通过负反馈调节机制，使具有升高血糖作用的激素（如胰高血糖素、生长激素、皮质醇等）分泌增加，血糖出现反跳性升高。

　　"黎明现象"是指糖尿病患者在夜间血糖控制尚可且平稳，即无低血糖的情况下，于黎明时分（清晨3—9点）由各种激素间不平衡分泌所引起的一种清晨高血糖状态。"黎明现象"多发生在糖尿病患者中，也可见于健康人群。应该注意与"苏木杰现象"的清晨高血糖相鉴别。

糖尿病的诊断依据

糖尿病的诊断由血糖水平确定，中华医学会糖尿病学分会采用的糖尿病的诊断标准分为以下两种情况。

第一种情况：如果有典型的糖尿病症状，任何时候测血浆葡萄糖浓度≥11.1mmol/L（200mg/dL）或空腹血糖≥7.0mmol/L（126mg/dL），或口服75g葡萄糖2h后血浆葡萄糖≥11.1mmol/L（200mg/dL），即可诊断为糖尿病。

第二种情况：如果没有糖尿病症状，需在另一日重测上述指标中的任何一项，如果仍在上述范围内即可诊断为糖尿病。

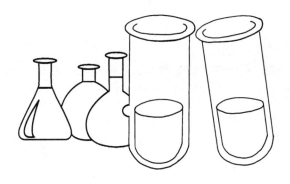

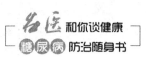

|第四章|

糖尿病的饮食治疗

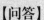

食疗的原则

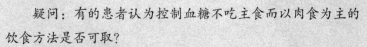

【问答】

疑问：有的患者认为控制血糖不吃主食而以肉食为主的饮食方法是否可取？

解答：有的糖尿病患者怕血糖升高，所以不吃主食或吃得很少，而以吃肉食代替主食，这种饮食方法是错误的，是不可取的，这是因为：

（1）肉中所含的蛋白质和脂肪最终分别有58%和10%转变为葡萄糖，所以也会使血糖升高。

（2）由于碳水化合物食物每天少于125g，而吃了很多肉食，就会引起饥饿性酮症。

（3）每克肉食含有的热量大于每克碳水化合物的热量，

吃较多肉食其结果往往超过总热量而使身体发胖，对胰岛素敏感性下降，反而需要增加胰岛素的用量。

（4）吃较多的肉食会使血脂增高，加速动脉硬化，加速心血管并发症的进展。

糖尿病患者饮食治疗的基本原则如下：

1. 控制总热量，建立合理饮食结构。

2. 均衡营养，合理控制碳水化合物、脂肪、蛋白质的比例。

3. 少量多餐，有利于控制血糖。

4. 高纤维饮食，有利于控制血糖、减肥和通便。

5. 饮食清淡，低脂少油，少糖少盐。

6. 适量饮酒，坚决戒烟。

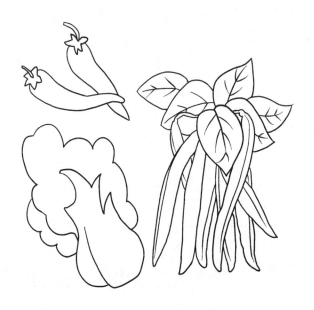

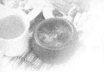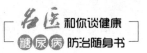

控制总热量

食物为人体提供能量，我们应该根据所需要的能量来控制饮食。提供能量的三大营养物质为碳水化合物、蛋白质、脂肪。这3种食物以不同的形式为人体提供能量，在体内也可互相转化。理想的构成比例是：蛋白质食物占15%~20%，脂肪类食物占20%~30%，碳水化合物占50%~60%。每天的主食量一般不宜超过400g，在200~400g比较合适。每天脂肪的摄入量不宜过多，特别是动物脂肪，而应以植物油等不饱和脂肪酸为主，油脂提供的热量不应超过总热量的30%，动物油提供的热量不应超过总热量的10%。

任何一种食物都无法含有所有的营养素，只有通过多种食物的混合才能达到营养齐全，每日应吃的食物包括四大类。

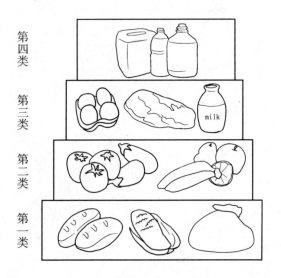

第四类

第三类

第二类

第一类

第一类：谷薯类即大米、白面、玉米等。

第二类：水果、蔬菜类。

第三类：肉、蛋、奶、豆。

第四类：油脂。

主食应粗细粮搭配，副食应荤素食搭配，勿挑食，勿偏食。

按照如下步骤计算出每日的总热量。

1. 评价目前体重情况（表4-1）。

计算自己的理想体重=身高（cm）-105

体重状况（%）=（实际体重-标准体重）/标准体重×100%

表4-1　体重状况与肥胖表

目前体重状况	>40%	>20%	>10%	<-10%	<-20%
定义	重度肥胖	肥胖	超重	偏瘦	消瘦

2. 根据自己的活动量选择适合自己的热量级别（表4-2）。

每天需要的热量=理想体重×热量级别

表4-2　不同体力劳动的热量需求表

劳动强度	kJ/kg标准体重/日		
	消瘦	正常	肥胖
卧床休息	84~105	63~84	63
轻体力劳动，如办公室职员、教师、售货员、家务劳动	146	105~125	84~105
中等体力劳动，如学生、司机、电工、外科医生	167	146	125
重体力劳动，如农民、建筑工人、搬运工	167~188	167	146

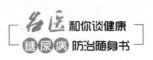

避免甜食

疑问：无糖食品能治糖尿病吗？

解答：所谓"无糖食品"正确的说法应当是"未加蔗糖的食品"，因为目前市场上所谓的"无糖食品"中原有的糖类成分依然存在。比如"无糖奶粉"只是未混有蔗糖，而奶粉中原有的乳糖并没有减少，乳糖经消化后仍可分解成葡萄糖和半乳糖。又如"无糖蛋糕"、"无糖汤圆"也只是没有放入蔗糖的蛋糕和汤圆而已，做蛋糕和汤圆的面粉经消化后，依然会分解成葡萄糖。所以说糖尿病患者不要一看到"无糖"这两个字就认为是"无糖"食品，应当仔细看看食物中的成分，因为奶中的乳糖、食物中的淀粉，最终都将转变成葡萄糖，所以说"无糖食品"不能真正用来治疗糖尿病。

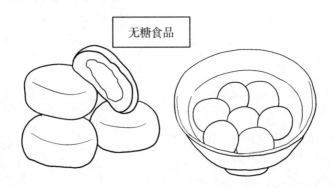

无糖食品

糖尿病患者存在着胰岛素的相对不足或者绝对缺乏，血糖升高时没有能力使之迅速降至正常水平，高血糖对身体是有害的，是造成急、慢性并发症的重要原因之一。另外，高血糖对胰岛也有很大的毒性作用，使胰岛素分泌功能变得更差，结果造成恶性循环。所以，糖尿病患者是不宜吃糖的。糖尿病患者不宜食用的食品包括白糖、红糖、冰糖、麦芽糖、水果糖、巧克力、蜂蜜、蜜饯、含糖饮料、含糖糕点等。

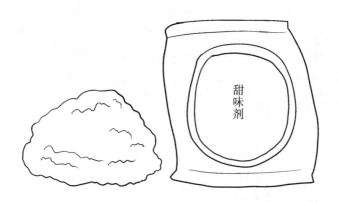

甜味剂是指有甜味的口感，但不是糖类，故不会影响血糖。食用甜味剂不但不会引起血糖波动，而且还不增加食用者热量的摄入，可使他们免受体重增加、血脂紊乱、血黏稠度升高或龋齿加重的威胁，因此不但适用于糖尿病患者，而且还适合于肥胖者和所有中年以上的人。糖尿病患者可以食用的甜味剂包括以下几类：木糖醇、甜叶菊类、氨基糖或蛋白糖类、果糖以及糖精等。

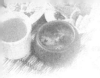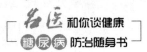

限制饮酒量

【问答】

疑问：糖尿病患者可不可以饮酒？

解答：酒精对机体代谢的影响是多方面的。对于糖尿病患者来说，饮酒的后果是十分严重的。在执行饮食控制的糖尿病患者中，非饮酒者60%可见血糖控制改善，而饮酒者只能达到40%，在不实行饮食治疗的患者中，病情大多会发生恶化，如果再加上饮酒则后果更为严重。饮酒对糖尿病患者的影响是多方面的，主要表现在：

（1）发生高脂血症。

（2）糖尿病难于控制。

（3）引起营养不良。

（4）发生低血糖。

（5）低血糖的症状有时与醉酒的症状相似，容易混淆，从而耽误了低血糖的抢救。

（6）引起糖尿病性酮症酸中毒。

（7）长期饮酒可引起酒精性肝炎、肝硬化及多种脏器损伤，并产生酒精依赖性、成瘾性。

（8）使某些降糖、降脂或降压药的作用降低。

酒精对糖尿病患者利少弊多，所以一般不建议糖尿病患者饮酒，主要原因如下：

1. 酒精属于高能量物质，啤酒、葡萄酒、日本酒不可以喝，可以饮用威士忌的说法是没有根据的。过量饮酒或长时间饮酒，会导致血糖值升高，中性脂肪增加，体重升高。

2. 酒精与一般的食品不同，富含能量却不含糖类、蛋白质、脂类等营养物质。因此，饮酒会打破机体营养平衡体系，酒精不能代替其他食品。

3. 酒精能够促使胃液分泌，提高食欲，长期饮酒会使身体长期处于营养过剩状态，不知不觉中饮食疗法就名存实亡了。

4. 酒精能增强口服降糖药物和胰岛素的效果，会诱发机体低血糖。

5. 过度饮酒是糖尿病并发症恶化的原因之一，一辈子不饮酒是很难实现的，但饮酒要获得主治医生的同意。

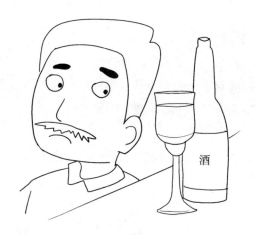

但满足以下条件的患者可以适量地饮酒。

1. 仅通过饮食疗法即可以良好控制血糖（糖化血红蛋白半年中在6.5%以下）。

2. 完全不需要使用药物的。

3. 完全没有糖尿病并发症的。

4. 不肥胖，体重标准的。

5. 肝脏和胰腺健康的。

6. 没有引发心肌梗死和脑梗死的动脉硬化的。

7. 脂肪率不高的。

8. 不存在酒精依赖倾向的（能够适可而止）。

虽然满足以上条件可以饮酒，但也不要每天都喝，每次喝酒至少要间隔1天不饮酒，也不要一顿喝光，最好慢慢（数小时内）喝。

杜绝吸烟

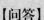

【问答】

疑问：糖尿病患者需要戒烟吗？

解答：吸烟可以引起血管痉挛，增加糖尿病患者的心血管事件危险因素，应严格戒烟。

糖尿病患者应戒烟。吸烟对健康的危害已十分肯定，吸烟使

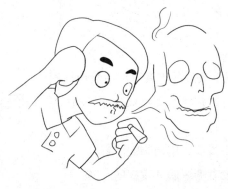

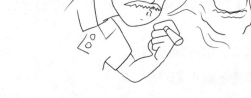

肺癌的发病率明显升高。此外，吸烟对糖尿病患者有许多危害。

1. 吸烟会促进糖尿病的发生与发展。研究表明，吸烟者的糖尿病发病率明显升高，吸烟可以降低胰岛素的敏感性，加重胰岛素抵抗。

2. 吸烟会升高血糖、升高血压，使糖尿病患者病情加重。

3. 吸烟会促发冠心病，诱发心绞痛及心肌梗死。

4. 吸烟会促发糖尿病患者的动脉粥样硬化。

5. 吸烟会促使大血管及微血管并发症的发生与发展。

6. 吸烟会加重高血糖对机体组织细胞的损害。

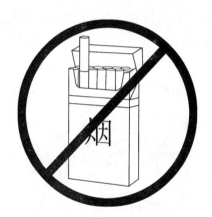

常用的降糖食物

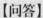【问答】

疑问：糖尿病患者可以用食疗代替吃药吗？

解答：选择适合个人体质的食疗，长期坚持可以有效地

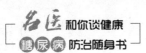

改善并能控制血糖水平。但是要视个人糖尿病的发展程度而定，糖尿病前期的患者可以选用食疗代替吃药来避免药物对人体的毒副作用，糖尿病后期患者应遵医嘱，药物配合食疗来调节血糖。

有利于降糖的食物有南瓜、苦瓜、冬瓜等，但不要过量，禁用食物有：白糖、红糖、葡萄糖及糖制甜食，如糖果、糕点、果酱、蜜饯、冰淇淋、甜饮料等。少食：土豆、山药、芋头、藕、洋葱、胡萝卜、猪油、羊油、奶油、黄油、花生、核桃、葵花子、蛋黄、肝、肾、脑。宜食：粗杂粮，如荞麦、燕麦片、玉米面、大豆及豆制品、蔬菜。

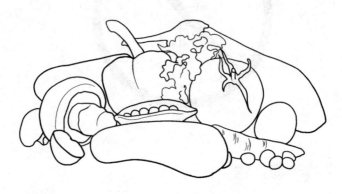

1. 苦瓜

苦瓜味极苦，性寒，有清热解暑、清肝明目、解毒的功能。现代医学研究发现，苦瓜含苦瓜苷、5-羟色胺、谷氨酸、丙氨酸及维生素 B_1 等成分。苦瓜的粗提取物有类似胰岛素的作用，能降低血糖，对糖尿病有良好的防治作用。

苦瓜能降低血糖值的原因，在于苦瓜种子含有和胰岛素功能相似的蛋白质。众所周知，胰岛素具有使血液中的葡萄糖转换为热量的作用，借此可以调节人体的血糖，使它保持在正常的状态下。同理，苦瓜的果实或种子的萃取物也能促进糖分分解，具有使过剩糖分转化为热量的作用，改善体内的脂肪平衡。

2. 洋葱

洋葱，味甘、辛，性微温，与葱、蒜性味相近，具有健胃、增进食欲、行气宽中的功效，与大蒜一起食用有降糖效果。经常食用洋葱，既可充饥，又能降糖治病。

洋葱为百合科草本植物，原产印度西北部，是一种很普通的廉价家常菜，但洋葱的营养价值却不低。据分析，每100g洋葱中含蛋白质1.8g、碳水化合物8.9g、钙40mg、磷50mg、铁1.8mg、维生素A4mg、维生素$B_1$60mg、维生素C20mg，几乎不含脂肪。在欧美，洋葱被誉为"蔬菜皇后"。另外，洋葱含有类似降糖药物"甲苯磺丁脲"的物质。

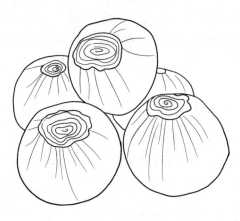

3. 麦麸

味甘，性平、偏凉，除充饥、补充营养外，尚可养心安神。

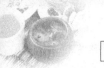
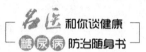
麦麸可益气、除热、止汗、调中、清热、止虚汗，可根据病情所需而选用。用麦麸、面粉按6：4的比例，拌和鸡蛋，做成糕饼，可作为糖尿病患者正餐或加餐食品。

全谷类食品对糖尿病有预防作用，并可使血糖水平降低，机体不需要产生较多的胰岛素，而吃精制谷类食品则易导致血糖水平加倍，机体需要较多的胰岛素调控，同时全谷类食品中的维生素、纤维素和其他营养物质对降低血糖、减轻症状也很重要。因此，糖尿病患者应每餐摄入足够的全谷类食品，可用麦麸来代替部分主食。

4. 魔芋

魔芋是一种低热能、高纤维素食物。因其分子量大、黏性高，在肠道内排泄缓慢，能延缓葡萄糖的吸收，有效降低餐后血糖升高。魔芋中所含的葡萄甘露聚糖对降低糖尿病患者的血糖有较好的效果，又因为它吸水性强，含热能低，既能增加饱腹感、减轻饥饿感，又能减轻体重，所以是糖尿病患者的理想食品。

5. 猪胰

性平，焙干研成粉末，长期服用对降血糖和维持血糖稳定有明显疗效。

6. 南瓜

味甘，性温，有补中益气、消炎止痛的功能。现代研究发现，南瓜能促进胰岛素的分泌。

南瓜的降糖机制在于含有大量的果胶纤维素，与淀粉类食物混合时，会使碳水化合物吸收减慢，从而推迟胃排空的时间，并改变肠蠕动速度，使饭后血糖不至于升高过快。同时果胶纤维素在肠道内能形成一种凝胶状物质，使消化酶和碳水化合物能均匀混合，延缓肠道对单糖物质的消化吸收，从而使血糖降低。

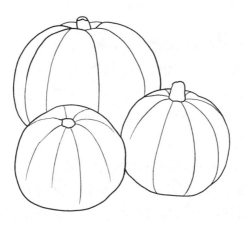

7. 紫菜

紫菜含有丰富的紫菜多糖、蛋白质、脂肪、胡萝卜素、维生素等，其中的紫菜多糖能显著降低空腹血糖。糖尿病患者可于饭前食用紫菜，以降低血糖。

8. 黑木耳

黑木耳含木耳多糖、维生素、蛋白质、胡萝卜素和钾、钠、钙、铁等矿物质，其中木耳多糖有降糖效果，动物实验表明，木耳多糖可以降低糖尿病小鼠的血糖。黑木耳可炒菜或炖汤，也可做配料。

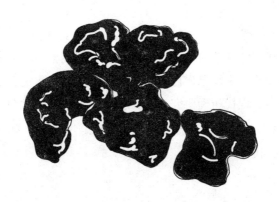

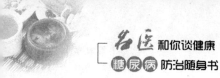

9. 黄瓜

性寒，味甘。能除邪热，清热解渴，利小便，具有降血糖、降血脂和减肥作用。糖尿病患者可以用之充饥，也可以解渴除热。药理研究证实，供给热量低，可抑制糖类转化为脂肪，故合并高血压、高血脂的糖尿病患者宜多食黄瓜。

10. 桑叶

很早以前，桑叶就被用做治疗糖尿病的中药。最近有研究发现，桑叶中特有的1-脱氧野尻霉素成分，能抑制将多糖分解成葡萄糖的α-糖苷酶，从而抑制血糖的上升。桑叶除了能保护胰腺，促进胰岛素的正常分泌，还能改善高血压，减少胆固醇和甘油三酯。所以，桑叶可以有效预防糖尿病，在饭前饮用桑叶茶能抑制饭后血糖升高，在饭后饮用则没有这种功效。

11. 白芸豆

白芸豆中含有较高活性的α-淀粉酶抑制物质（α-amylase inhibitor），化学成分为一种复合糖蛋白，国外称之为"starch blocker"，意思是"淀粉吸收阻断剂"。能抑制α-淀粉酶的作用，阻断淀粉分解，减少葡萄糖吸收，从而起到降低餐后血糖升高、减少胰岛素分泌、降低脂肪合成等作用，可以有效配合糖尿病患者饮食治疗。

12. 玉米须

玉米须性味甘淡而平，入肝、肾、膀胱经，有利尿消肿、平肝利胆的功能，主治急慢性肾炎、水肿、急性胆囊炎、胆管结石和高血压等。现代药理研究表明，玉米须含大量硝酸钾、维生素K、谷固醇、豆固醇和一种挥发性生物碱，有利尿、降压、降血糖、止血、利胆等作用。

13. 鳝鱼

黄鳝鱼中含有"黄鳝鱼素 A"和"黄鳝鱼素 B"，这两种物质具有恢复调节血糖正常生理功能的作用。实验证明，黄鳝鱼素具有显著的类胰岛素降血糖作用。因此，糖尿病患者经常食用鳝鱼（烹调方法不限）是有益的。

14. 胡萝卜

糖尿病患者其血液中会产生大量的自由基因，正是这些自由基因破坏了人体内胰岛素的活性，只要能找到一种可清除自由基因的方法，就能阻断糖尿病的发展。而胡萝卜中含有大量的β-胡萝卜素，可以清除体内的自由基，因此日常饮食中多吃胡萝卜、甘蓝及其他富含胡萝卜素的蔬菜，对预防糖尿病有极大的帮助。

美国疾病控制与防治中心的流行病专家对 1665 名年龄在 40～74 岁的志愿者进行了普查。研究人员测量了受试者血液中的血糖含量，同时比较每一个体血液中β-胡萝卜素的含量。结果显示，健康人血液中β-胡萝卜素的含量很高，而糖尿病患者血液中很低，故提高体内β-胡萝卜素的含量对预防糖尿病有积极的作用。

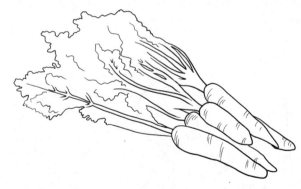

15. 藕

味甘，性寒，归心、脾、胃经。生用具有清热解渴、凉血止

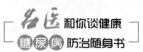

血、散瘀醒酒之功效；熟用具有健脾养胃、滋阴补血、生肌止泻之功效。适用于多饮仍烦渴不止、饥饿、形体消瘦型糖尿病，兼有吐血及热淋者尤为适宜。

16. 莴苣

莴苣含有较丰富的烟酸，烟酸是胰岛素激活剂，经常食用对防治糖尿病有所帮助。莴苣可刺激胃肠蠕动，对糖尿病引起的胃轻瘫以及便秘有辅助治疗作用。莴苣中所含的钾离子是钠离子的27倍，可促进排尿，降低血压。

17. 山药

山药中的黏滑成分是由黏蛋白形成的。黏蛋白能包裹肠内的其他食物，使糖分被缓慢地吸收。这一作用能抑制饭后血糖急剧上升，同时也可以避免胰岛素分泌过剩，使血糖得到较好调控。山药还含有胰岛素分泌必不可少的镁和锌等有效成分，以及维生素B_1、维生素B_2，这些成分促进了血液中葡萄糖的代谢。此外，山药还含有淀粉酶，这是消化糖类的酶，可使血液中不再积存糖分。

18. 芋头

芋头中含有黏蛋白、镁、锌、维生素B_1等有效成分，还含有半乳聚糖，能有效降低血压和胆固醇。此外，很重要的一点是，

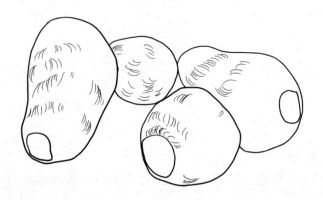

山药的热量较低。因糖尿病、高脂血症、肥胖等疾病而必须限制饮食的时候，芋头是最为适合的食品，100g芋头中，热量仅为100kJ。人们多是将芋头煮熟后再食用，这样虽然容易损伤黏蛋白，但是有利于其他有效成分的吸收。

19. 肉桂

性味辛温，具有补元阳、暖脾胃的作用。美国科学家研究发现，肉桂可使血中胰岛素水平升高，对糖尿病患者有辅助治疗作用。建议在烹调时加入 1～3g 肉桂末，但肉桂辛热，不适宜阴虚型糖尿病患者。

20. 银耳

性味甘平，具有滋阴调燥、生津养胃的作用，不仅营养丰富，而且有较高的药用价值，被人们誉为"菌中明珠"。银耳热能较低，又含有丰富的食物纤维，糖尿病患者食之有延缓血糖上升的作用。近年来有研究报道，银耳中含有较多的银耳多糖，它对胰岛素降糖活性有影响。

21. 海带

作为降血糖食物，海带含有藻胶、氨基酸、核黄素、维生素C、钾、碘、钙、钴等。海带中有名为褐藻酸钠的成分，该成分可以使糖尿病患者对胰岛素的敏感性提高，空腹血糖下降，糖的耐受量得以改善，达到高碳水化合物的饮食治疗要求。

降糖靓汤

1. 鸽子汤

【原料】雏鸽2只，枸杞子30g，鸡汤、精盐、糖、料酒、胡椒粉、姜丝、葱段各适量。

【制作】将鸽子宰杀，除去毛、爪及内脏，洗净，每只剁成5~6块，投入开水中汆透。枸杞子用适量温水洗净备用。将鸽肉块放在蒸碗中，放入已洗净的枸杞子和葱段、姜丝、精盐、糖、料酒，并添加适量的鸡汤，入笼蒸约1h出笼，撒胡椒粉即可。

【功效】补气血，健脾胃。适用于治疗糖尿病伴体虚乏力者。

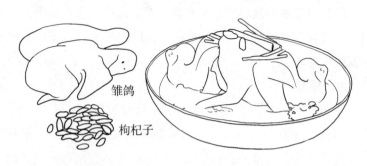

雏鸽

枸杞子

2. 洋参鲫鱼汤

【原料】西洋参3g，黄精15g，鲫鱼30g，植物油、料酒各适量。

【制作】将鲫鱼宰杀，去鳃、鳞及内脏，洗净，入植物油锅稍煎，加料酒，烹炒出香，盛入大碗中，备用。将西洋参、黄精分别洗净，西洋参切成片，黄精切成小段或薄片，将炖锅置大火上，加清汤或清水1000mL，煮沸后，放入鲫鱼，改用小火煮30min，再加入洋参片及黄精段，拌匀即成。

【功效】清热消肿，生津止渴，降血糖。

3. 苦瓜蚌肉汤

【原料】苦瓜250g，蚌肉100g，盐、植物油各适量。

【制作】活蚌用清水养2天除泥味后取肉，同苦瓜煮汤，以盐、植物油调味。喝汤吃苦瓜和蚌肉。

【功效】适用于上消型，养阴清热，润燥止渴。

4. 玉竹山药鸽肉汤

【原料】玉竹 30g，山药 50g，鸽 1 只，料酒、葱花、姜末、精盐、味精、清汤各适量。

【制作】先将山药、玉竹洗净，并切成小片，放入碗中备用；将鸽子宰杀，去毛、爪及内脏，洗净，并用沸水焯一下，切成 10 块，放入炖盆内；加料酒、葱花、姜末、精盐适量及清汤 1000mL；再放入备好的山药和玉竹，上笼屉蒸 30min，待鸽肉酥烂取出，加味精适量，调味即成。

【功效】补肺益肾，降糖止渴。主要适用于肾阴亏虚燥热伤肺型、阴阳两虚型糖尿病。

5. 山药南瓜汤

【原料】山药 150g，南瓜 250g，调料适量。

【制作】将南瓜洗净后，切成 4cm 长、2cm 宽的条块状，山药去须根，刮去外皮，切成小块状备用；将炒锅置火上，加植物油烧至六成熟时，加葱花、姜末，煸炒出香，加清水 1500mL，放入南瓜条，煮约 20min，加入山药小块。改用小火继续煨煮 10min，使汤呈稀稠状即可。

【功效】益气养阴，止渴降糖。适于治疗各种类型糖尿病患者。

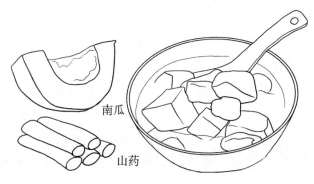

南瓜

山药

6. 海带萝卜羊肾汤

【原料】海带25g，白萝卜250g，羊肾1对，湿淀粉、精盐、味精、葱花、姜末、料酒、植物油、五香粉各适量。

【制作】将海带用清水泡发、洗净、切成小片状，白萝卜洗净切成2cm左右的小块，放入碗中；将羊肾剖开去臊腥洗净切成薄片，放入碗中，用湿淀粉、精盐、味精、葱花、姜末、料酒拌匀的汁液抓芡揉渍数分钟，备用；用武火将炒锅烧热，加植物油烧至六成热时，加葱花、姜末煸炒出香，加清汤大约1600mL，烧沸后加萝卜用中火煨煮20min后加海带片，继续煨煮10min；再加羊肾片，不断拌和，再加精盐、味精、五香粉适量，5min后起锅即成。

【功效】益气补虚，降血糖，降血脂。适于治疗1型糖尿病，中医辨证属肾阴亏虚或阴阳两虚型。

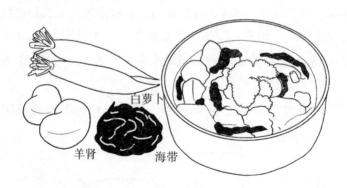

白萝卜

羊肾　　海带

7. 银耳鸽蛋汤

【原料】银耳20g，海带15g，鸽蛋5枚，葱花、姜末、精盐各适量。

【制作】将银耳、海带用温开水泡发，海带洗净后切成丝，银耳去蒂后撕成瓣状，备用。砂锅内放清水适量，加银耳后，文火煮炖30min，加入海带丝，再用小火煨煮10min，加入鸽蛋、葱花、姜末少许，煮熟后加精盐适量即可服食。

【功效】滋补肝肾，止渴降塘。适于治疗1型糖尿病，中医辨证分型为阴阳两虚、肾阴亏虚者。

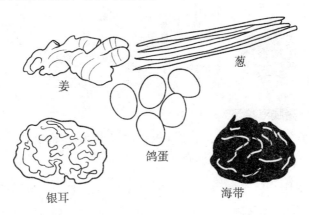

姜

葱

鸽蛋

银耳

海带

8. 赤小豆鲤鱼汤

【原料】赤小豆50g，天花粉25g，鲤鱼1条（重约500g），植物油、料酒、葱花、姜末、精盐、味精各适量。

【制作】将天花粉洗净，晒干或烘干，研成细粉，备用；赤小豆拣去杂质，洗净，用温开水泡发后备用；鲤鱼宰杀，去鳞、鳃及内脏，洗净，切成4段；将炒锅烧热，放入适量植物油加热至六成热时，放入备好的鲤鱼在油锅中煸透，加料酒、葱花、姜末，出香后移入大碗中，备用；在砂锅中加水置火上烧沸，加入赤小豆，中火煨煮30min，将鲤鱼移入，改用小火煨煮30min，待鲤鱼熟烂、赤小豆酥烂时，调入天花粉，拌匀，再煮沸，加精盐、味精调味即成。

【功效】健脾益肾，清热解毒，降低血糖。适于糖尿病中医辨证为胃燥津伤、燥热伤肺者，或糖尿病并发原发性高血压、肾

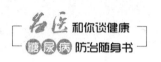

脏病的患者。

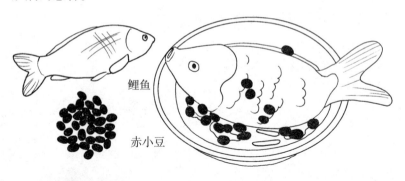

鲤鱼

赤小豆

9. 猪胰海参汤

【原料】海参2个，鸡蛋1枚，枸杞子30g，猪胰1具，料酒、精盐、味精、五香粉各适量。

【制作】将猪胰放入清水中，反复冲洗干净，切成片备用；海参泡发，去除内脏，洗净后切成小段备用；鸡蛋打碎、搅匀，加海参搅拌均匀，移入蒸碗内，上笼屉蒸熟后倒入砂锅，加清水适量，大火煮沸后，加料酒，并将猪胰片、枸杞子倒入，改用小火煨煮30min，加精盐、味精、五香粉少许，调味即成。

【功效】滋阴润燥，止渴降糖。适于治疗各种类型的糖尿病，尤其适应于中老年人肾阴亏虚、胃燥津伤型糖尿病。

10. 蚌肉豆腐汤

【原料】新鲜蚌肉150g，豆腐250g，葱5g，料酒10mL，精盐、味精各适量。

【制作】将新鲜蚌肉洗去泥沙，切成块状，放入汤锅内，加水大约800mL，煮沸后，放入料酒，文火再煮5min；将白玉豆腐切成小块，放入汤内，武火烧开后，将洗净切好的葱花撒入汤内，加入精盐、味精即成。

【功效】除烦止渴，明目解毒。适用于糖尿病，症见烦渴不止、目赤肿痛者。

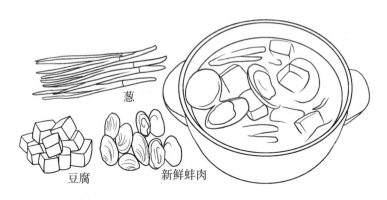

葱

豆腐　　　　新鲜蚌肉

11. 百合怀山猪胰汤

【原料】百合 25g，怀山药 50g，猪胰脏 100～150g，精盐少量。

【制作】将猪胰切成小块，洗净，用清水煮，同时放入百合、淮山药同煮，煮 30min 以后，取汤加少量精盐调味即可。

【功效】补脾胃，益肺肾，降血糖。适于治疗各类糖尿病患者。

12. 三粉汤

【原料】山药粉、南瓜粉、猪胰粉各 30g，银耳 20g，海带15g，植物油、味精、精盐、葱花、姜末、五香粉各适量。

【制作】将银耳、海带分别用清水泡发，洗净后，切成小片状，盛入碗中备用；银耳泡发后弃蒂，撕成银耳瓣，洗净备用。再将炒锅置火上，加植物油，烧至六成热时，投入葱花、姜末，出香后加清汤适量，投入银耳，小火煮煨 30min，随即投入海带片、山药粉、南瓜粉、猪胰粉，拌和均匀，再煮至沸，加精盐、味精、五香粉各适量；调和均匀即成。

【功效】润肺健脾，止渴降糖。适用于治疗燥热伤肺型糖尿病患者。

13. 山药兔肉汤

【原料】山药250g，兔肉150g，调料、精盐各适量。

【制作】将兔子宰杀剥皮去内脏，洗净切块。与山药共同放入炒锅中，加调料、精盐及水各适量，用文火炖煮，至兔肉熟烂、汤汁浓稠即可。

【功效】滋阴益气，生津止渴。适用于治疗各种类型的糖尿病患者。

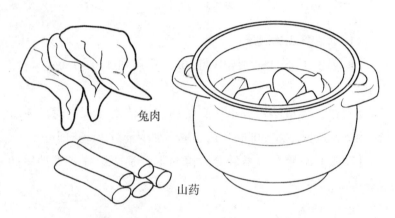

兔肉

山药

14. 菠菜根银耳汤

【原料】新鲜菠菜根120g，银耳30g。

【制作】将菠菜根拣去杂质，洗净，银耳用温开水浸泡至变软，将二者同时放入锅中，加水适量煮30min即可。

【功效】滋阴润燥，软化血管。适用于治疗糖尿病兼有脑血管硬化的患者。

15. 猪脊羹

【原料】猪脊骨1具，红枣120g，莲子（去心）60g，木香3g，甘草10g。

【制作】将猪脊骨洗净剁碎，木香、甘草以纱布包裹，然后与红枣、莲子同放入锅中，加水适量，以文火炖煮3h即可。

【功效】补阴益髓，清热生津。适用于治疗各种类型的糖尿病患者。

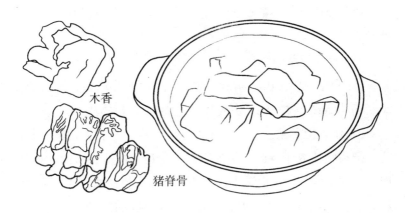

木香

猪脊骨

16. 龙眼肉桑葚兔肉汤

【原料】龙眼肉30g，桑葚子、枸杞子各15g，兔肉250g，生姜、食盐、味精、黄酒各适量。

【制作】将龙眼肉、桑葚子、枸杞子洗净，兔肉切成薄片，配生姜、食盐、黄酒炒熟后，加入备好的龙眼肉、桑葚子、枸杞子，并加入适量的水，炖煮30min，加味精调味即可。

【功效】滋补肝肾，降低血糖。适用于治疗糖尿病合并冠心病患者，症见多梦健忘、心悸失眠、脉细弱等。

17. 苦瓜荠菜瘦肉汤

【原料】猪瘦肉100g，荠菜50g，鲜苦瓜200g，食盐、糖、淀粉各适量。

【制作】将猪瘦肉洗净，切片，用食盐、糖加淀粉勾芡，腌好；鲜苦瓜去瓤，洗净，切片；荠菜去杂质，并将荠菜及根洗净

后备用；将荠菜放入锅内，加清水适量，文火煮30min，去渣，再加入苦瓜煮熟，然后下猪瘦肉片，煮5min至肉刚熟，调味即可。

【功效】清心泄热，解暑止渴。适用于治疗糖尿病合并原发性高血压或高脂血症的患者，症见口渴咽干、目赤肿痛、心烦易怒者。

18. 猪胰荠菜汤

【原料】荠菜50g，猪胰1具，料酒10g，鸡蛋1枚，淀粉20g，精盐5g，葱段10g，生姜5g，酱油10g，植物油30g。

【制作】把荠菜洗净；猪胰洗净，切成薄片；姜切丝，葱切花。把猪胰片放于碗内，加入料酒、淀粉、精盐、酱油、鸡蛋，加清水拌成稠状。把锅置中火上烧热，加入植物油，待烧至六成热时，下入姜丝、葱花煸香，加入上汤500mL，烧沸。下入猪胰、荠菜煮5min即成。

【功效】滋阴养胃。

【主治】胃燥津伤型糖尿病。

19. 丝瓜牡蛎肉芝麻汤

【原料】丝瓜450g，鲜牡蛎肉150g，黑芝麻粉30g，植物油、料酒、清汤、葱花、姜末、黑芝麻粉、精盐、味精、五香粉、湿淀粉、麻油各适量。

【制作】将丝瓜刮去薄层外皮，洗净，切成片；将鲜牡蛎洗净，放入沸水锅中烫5min，捞出，再切成牡蛎薄片。汤锅置火上，加植物油烧至六成热，投入牡蛎片煸炒，烹入料酒，加清汤800mL，中火煮沸，投入丝瓜片，加葱花、姜末、黑芝麻粉，再煮至沸，加精盐、味精、五香粉，用湿淀粉勾芡，淋入麻油，拌和均匀即成。

【功效】清热解毒，凉血和血，止渴降糖。

【主治】肾阴亏虚、胃燥津伤型糖尿病。

20. 南瓜麦麸粥

【原料】青嫩南瓜250g，麦麸50g，小米50g。

【制作】将南瓜洗净，切成小方块，入锅，加水煮至六成熟时调入洗净的小米，煮沸后加麦麸，充分拌和均匀，煮熬至小米熟烂即成。

【功效】滋阴补肾，健脾止渴，降血糖。可作为中老年糖尿病患者的保健食疗粥。坚持长期服食，不仅有助于降低血糖，对合并原发性高血压、高脂血症、肥胖症、动脉粥样硬化等病症也有较好的防治效果。

21. 黑芝麻小米粥

【原料】黑芝麻30g，小米100g。

【制作】将黑芝麻淘洗干净，晒干，放入铁锅，用小火或微火炒熟出香，研成细粉末，备用；将小米淘洗干净，放入砂锅，加适量水，先用大火煮沸，再改用小火煨煮1h，待小米酥烂粥稠时调入黑芝麻即成。

【功效】补益肝肾，润燥止渴，降血糖。主治肾阴亏虚、胃燥津伤型糖尿病，对中老年糖尿病患者伴发自主神经功能紊乱所致的便秘尤为适宜。

22. 魔芋粥

【原料】魔芋精粉2g，小米50g。

【制作】将小米淘洗干净，放入砂锅，加足量水，用大火煮沸后改用小火煨煮成稀粥，粥将成时调入魔芋粉，充分拌和均匀，继续用小火煨煮15min即成。

【功效】清胃解毒，化痰消渴，降脂降糖。

23. 笋米粥

【原料】鲜竹笋1个，大米100g。

【制作】将鲜竹笋脱皮切片，与大米同煮成粥。

【功效】可清热、宣肺、利湿，适用于糖尿病患者，也适用于久泻、久痢、脱肛等患者。

24. 山药粥

【原料】山药50～60g（鲜品100～120g）、粳米60g。

【制作】山药洗净切成片，同粳米煮成粥。

【功效】供四季早餐食用，用于多食易饥者。

降糖菜谱

1. 芹菜炒黄鳝丝

【原料】芹菜250g，黄鳝丝150g，植物油、葱花、姜末、精盐、料酒、酱油、味精、清汤各适量。

【制作】将芹菜拣净、洗好，切成段，用开水焯过。黄鳝丝洗净备用。将炒锅烧热，放入植物油适量，加葱花、姜末，略炒出香，放入黄鳝丝翻炒1～3min后加料酒，翻炒片刻后，加入芹

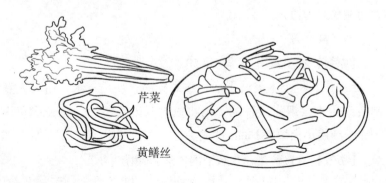

芹菜

黄鳝丝

菜段，急火翻炒片刻，加酱油、精盐、味精及清汤各少许，大火快炒几下即成。

【功效】清热利湿，平肝降压，降血糖。适用于治疗各种类型的糖尿病，尤其适用于治疗糖尿病伴发原发性高血压，或糖尿病中医辨证分型为胃燥津伤者。

2. 萝卜煲鲍鱼

【原料】鲜萝卜250～300g，干鲍鱼20～25g。

【制作】将干鲍鱼泡发，鲜萝卜去皮，置砂锅于火上，放入清水及鲍鱼、萝卜，共同煲汤服食。

【用法】佐餐食用，吃菜、吃鱼肉，喝汤。

【功效】滋阴清热，宽中止渴。适于各型糖尿病。

3. 枸杞子豆腐炖鱼头

【原料】枸杞子50g，白扁豆30g，草鱼头1个，清汤800mL，豆腐250g，酱油、绍酒、精盐、味精、葱花、姜末各适量。

【制作】将枸杞子、白扁豆分别除去杂质，冲洗干净，并且用温开水浸泡1h；鱼头去鳃洗净放入碗中，将酱油、绍酒、精盐各适量抹在鱼头上，腌渍30min，用清水冲洗一下，移入大蒸碗

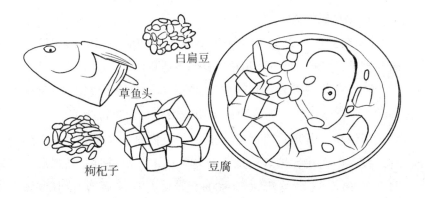

白扁豆

草鱼头

枸杞子　　豆腐

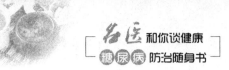

内，放入切成小块的豆腐、葱花、姜末，并将浸泡的枸杞子、白扁豆分别放入蒸碗内，加清汤，上笼屉蒸30min，待鱼头、白扁豆熟烂后取出，加味精适量，调味即成。

【功效】滋补肝肾，健脾益肾，降低血糖。适于治疗各种类型的糖尿病，尤其适合于中老年人阴阳两虚、胃燥津伤型糖尿病。

4. 山药枸杞煲苦瓜

【原料】枸杞子30g，苦瓜150g，山药、猪瘦肉各50g，植物油、葱花、姜末、清汤、料酒、精盐、味精、五香粉各适量。

【制作】将山药、枸杞子分别洗净，山药切成片，盛入碗中备用。苦瓜洗净，去蒂及瓤、子后，切成小块备用。猪肉洗净，切成薄片备用。将炒锅置火上，加植物油适量，烧至六成热时，先放入备好的猪肉片，以中火煸炒，加葱花、姜末，待猪肉变色出香后，加入苦瓜片、山药片、枸杞子以及清汤适量，用大火煮沸，加料酒适量，改用中火煨煲30min，待肉片熟烂，加精盐、味精、五香粉各少许，拌匀即成。

【功效】补肾益肺，止消渴，降血糖。适于各型糖尿病患者佐餐食用。尤其适合于肾阴亏虚型糖尿病患者食用。

5. 南瓜煮牛肉

【原料】南瓜250g，山药50g，天花粉30g，牛肉60g，植物油、葱花、姜末、精盐、味精、料酒各适量。

【制作】将南瓜洗净后切成2cm宽、3cm长的小块，放入碗中备用；牛肉洗净后，切成薄片备用；山药、天花粉洗净后烘干，研成极细粉末备用；将锅置火上，加植物油，大火烧至六成热时，投入牛肉块，煸炒后加入葱花、姜末，出香时，加料酒炒匀，再加南瓜块及清水约800mL，大火煮沸后改用小火炖

30min，再加山药、天花粉细末，拌和均匀，加精盐、味精各少许，调味即成。

【功效】补中益气，生津止渴，降低血糖。适于治疗各种类型的糖尿病，尤其适合于中老年人中医辨证为阴阳两虚、胃燥津伤型糖尿病。

6. 苦瓜炒肉丝

【原料】苦瓜250g，猪瘦肉500g，大蒜2瓣，料酒、酱油、精盐、味精、白糖、水淀粉、植物油各适量。

【制作】将苦瓜洗净、去蒂、去子、切成丝，装入碗内放入少许精盐拌匀；将大蒜洗净，捣成泥，备用；将瘦猪肉洗净切成丝，装入碗中，放入精盐、水淀粉，拌匀浆好备用；将锅烧热后，放入植物油，油烧热后，放入猪肉丝、大蒜泥、料酒，翻炒几下，再放入苦瓜丝、精盐、酱油、白糖、味精，翻炒几下，装盘即成。

【功效】清热泻火，除烦止渴。适于治疗糖尿病患者，症见口苦、心烦、神疲乏力、目赤者。

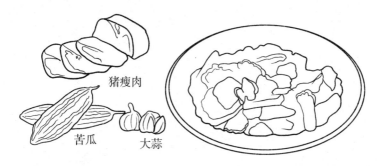

猪瘦肉　苦瓜　大蒜

7. 香菇烧菜花

【原料】菜花250g，香菇25g，鸡汤150mL，花生油10mL，淀粉、味精、精盐、葱、姜各适量。

【制作】将香菇用温水泡发，洗净备用；菜花洗净，切成小块，用开水焯过备用；将花生油烧热后放入葱、姜，煸出香味，再放入精盐、鸡汤、味精，烧开后将葱、姜捞出，再将香菇、菜花放入锅内，用文火稍煮后，淋入淀粉，翻匀即成。

【功效】益气健胃，强身壮骨。适于治疗糖尿病伴有动脉硬化、高脂血症或原发性高血压者，或者糖尿病患者症见腰膝酸软、肝肾虚损、脾胃虚弱、胃纳不佳者。

8. 红烧山药

【原料】山药350g，清汤50mL，精盐、白糖、味精、酱油、植物油各适量。

【制作】将山药洗净，削皮，切成块状，放在笼中蒸熟；再将炒锅烧热，放入植物油适量，再放入山药块，煸炒一下，放入酱油、白糖、精盐、味精、清汤，用小火煨20min即可。

【功效】健脾益胃，补肾养肺。适于治疗糖尿病患者，尤其适合于糖尿病伴肺虚久咳，或肾虚遗精，或脾胃虚弱，食后腹胀者。

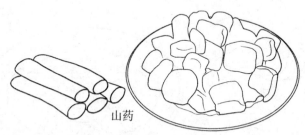

山药

9. 蘑菇什锦

【原料】鲜蘑菇25g，胡萝卜、荸荠各50g，香菇、冬笋、黄瓜、腐竹各20g，鸡汤500mL，淀粉20g，绍酒10mL，芝麻油15mL，精盐、白糖、姜各适量。

【制作】将鲜蘑菇、香菇、冬笋、胡萝卜、黄瓜洗净，切成薄片备用；腐竹烫泡后切成小段，荸荠去皮，切成圆片备用；将锅置炉上，放入鸡汤，倒入上述备好的主料，用武火烧开后，放入精盐、姜、绍酒、白糖，用文火煨入后收汁，用淀粉淋芡，翻匀，放入芝麻油后，装盘。

【功效】补气和中，清热生津。适于治疗糖尿病伴高脂血症或原发性高血压者。

10. 烩双菇

【原料】鲜蘑菇250g，鲜香菇150g，精制植物油25mL，精盐、味精、白糖、水淀粉各适量。

【制作】将鲜香菇去蒂洗净备用；鲜蘑菇洗净备用；将锅置火上烧热，放入精制植物油，油热后，放入香菇煸炒几下，再投入蘑菇，继续煸炒，加入精盐、味精、白糖适量，待汤汁开时，稍煮，再用水淀粉勾芡即成。

【功效】补气益胃，健脾消食。适于治疗糖尿病伴有高血压或高脂血症者。

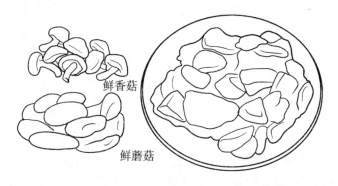

鲜香菇

鲜蘑菇

11. 红焖羊肉

【原料】瘦羊肉80g，胡萝卜20g，芹菜20g，番茄酱、香叶、食盐、胡椒粉、洋葱各少许，烹调油 10mL。

【制作】瘦羊肉切成 2cm 见方的块，用开水烧 5min，捞出备用；将胡萝卜、芹菜切成 2cm 长的条，洋葱切块；锅内放油，烧热，放入洋葱、香叶炒出香味，放入番茄酱炒约 1min，放 150mL 清汤烧开，加入羊肉、食盐，中火炖至八成熟，放入胡萝卜、芹菜，大火炖熟，放胡椒粉出锅即可。

【功效】益肾养神，滋阴养胃。

12. 百合炖鳗鱼

【原料】新鲜百合、鲜山药各 60g，活鳗鱼 450g，精盐、味精各适量。

【制作】将活鳗鱼宰杀，除去肠脏并清洗干净，晾干备用；再将鳗鱼与山药、百合一起放入瓦锅内，加清水适量，隔水炖热，加精盐、味精等调味服食。

【功效】清心安神，滋肾润肺，适用于治疗 1 型糖尿病肺肾阴虚者。

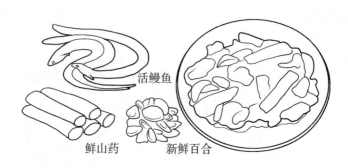

活鳗鱼

鲜山药　　　新鲜百合

13. 清蒸茶鲫鱼

【原料】鲫鱼 500g，绿茶适量。

【制作】将鲫鱼去鳃、内脏，洗净，腹内装满绿茶，放盘中，上蒸锅清蒸，熟透即可。

【功效】补虚，止烦消渴。适用于糖尿病口渴、多饮不止以及热病伤阴。

14. 山药炖猪肚

【原料】猪肚、山药、精盐各适量。

【制作】先将猪肚煮熟，再入山药同炖至烂，稍加精盐调味。

【功效】滋养肺肾，适用于消渴多尿。

15. 枸杞炖兔肉

【原料】枸杞子15g，兔肉250g，蔬菜、油、盐各适量。

【制作】先将枸杞子、兔肉加水炖熟，后加蔬菜、油、盐调味。

【功效】经常食用可以治疗糖尿病，大便稀泻，困倦无力，尿频数。

16. 扁豆炖公鸡

【原料】白扁豆45g，芡实、益智仁、薏苡仁各30g，公鸡1只（重约750g）。

【制作】将白扁豆、益智仁、芡实、薏苡仁除去杂质，择选干净，洗净备用。将活公鸡宰杀，去除毛及内脏，洗净后将上述4种中药填入鸡肚内，用针线缝合切口。入砂锅煮至鸡肉熟烂即可。

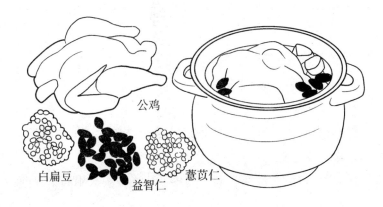

公鸡

白扁豆　　益智仁　　薏苡仁

【功效】补益脾肾，益气止渴。适用于治疗 1 型糖尿病症属脾肾亏虚者。症见神疲乏力、脘腹胀满、腰膝酸软、面浮肢肿、口干舌燥，也适用于治疗糖尿病并发蛋白尿者。

17. 萝卜炖猪肺

【原料】白萝卜 200g，猪肺 100g，砂仁 3g，葱 10g，生姜 5g，精盐 3g，料酒 10mL。

【制作】把砂仁烘干，研成细粉；猪肺洗净，切成 4cm 见方的块状；白萝卜洗净，切成 4cm 见方的块状；姜拍松，葱切段；把猪肺、萝卜、砂仁、姜、葱、精盐、料酒放入炖锅内，加水 1000mL；将炖锅置大火上烧沸，用小火炖煮 50min 即成。

【功效】清肺，养阴，润燥。

【主治】燥热伤肺型糖尿病。

18. 山药炒猪腰

【原料】山药 15g，猪腰 1 只，葱、生姜各 5g，料酒 15mL，盐少许，淀粉 10g，植物油 30mL。

【制作】将猪腰一切两半，把白色臊腺除去，切成腰花；山药润软，切丝；葱切花，生姜切丝；将猪腰放入碗内，加入淀粉、水调匀，放入盐、料酒；锅置大火上，加植物油，用中火烧至六成热时，下入葱花、姜丝，煸香，放入猪腰、山药丝，炒熟即成。

【功效】滋补肝肾，养阴润燥。

【主治】肾阴亏虚型糖尿病。

19. 香干炒葱头

【原料】洋葱头 3 个（约 300g），香干 3 块，植物油、精盐、酱油、味精各适量。

【制作】将葱头洗净，剥去外皮，切去根头，用温水浸泡一下，取出后切成丝盛入碗中，加少许精盐揉搓，腌渍10min，备用；将香干洗净，剖成片，切成细丝；锅置火上，加植物油，中火烧至七成热时下洋葱丝，急火翻炒，同时加香干丝、酱油、味精，熘炒片刻即成。

【功效】健胃宽胸，生津止渴，行气降糖。

【主治】阴阳两虚型糖尿病。

20. 百合芹菜煮豆腐

【原料】百合30g，芹菜100g，豆腐250g，葱花、姜末、五香粉、植物油、麻油、精盐、味精、湿淀粉各适量。

【制作】将百合洗净，再将芹菜去根、叶，洗净，下沸水锅中烫一下，捞出，切成小段（长约1cm），盛入碗中，备用；将豆腐漂洗干净，切成1cm见方的小块，待用；锅置于火上，加植物油，中火烧至六成热，加葱花、姜末煸炒出香，放入豆腐块，边煎边散开，加适量清汤，煨煮5min后加芹菜小段，改用小火继续煨煮15min，加精盐、味精、五香粉，拌匀，用湿淀粉勾薄芡，淋入麻油即成。

【功效】养阴润肺，清热降压，降血糖。

【主治】燥热伤肺型糖尿病，对糖尿病并发原发性高血压的中老年患者尤为适宜。

21. 猪胰煲山药

【原料】猪胰1个，山药60g，精盐适量。

【制作】将猪胰、山药洗净，同入砂锅中，加水适量煎煮2次，每次30min，加入精盐调味即成。

【功效】益肾养阴，降低血糖。

【主治】肾阴亏虚型糖尿病。

22. 盐水大虾

【原料】大虾80g，葱、姜块少许，食盐适量。

【制作】将大虾去头去沙线，洗净；锅内放水烧开，放入食盐、葱、姜块、大虾，中火煮10min即可。

【功效】补肾养肺。

23. 素三丝

【原料】五香豆腐干、香菇、冬笋各50g，酱油、植物油、味精、香油、食盐、湿淀粉各适量。

【制作】将五香豆腐干、香菇洗干净，切成丝；将冬笋去皮，洗净切丝；将锅烧热，放入植物油，放入三丝炒匀，以酱油、食盐、味精等调味，放水50mL，上盖略煮片刻，待烧沸，用湿淀粉勾芡，出锅上盘，淋入香油即成。

【功效】此菜具有降脂、降压、降血糖功效，并有减肥作用。

24. 凉拌鲜芦笋

【原料】新鲜芦笋150g，葱花、姜末、红糖、精盐、味精、麻油各适量。

【制作】将芦笋洗净后切成丝，放入沸水锅中烫3min，捞出晾干，置入盘中，再加入适量葱花、姜末、红糖、精盐、味精，拌和均匀，淋入麻油即成。

【功效】益气补虚，宁心解烦，止渴降糖。

【主治】阴虚阳浮型糖尿病。

25. 鸡汤豆腐小白菜

【原料】豆腐100g，小白菜250g，鸡汤200mL，精盐5g，味精2g，姜丝3g。

【制作】将豆腐洗净，用开水烫一下，切成小方块；小白菜洗净切成寸段；鸡汤盛入锅中，加热，水开后，放入豆腐、白菜，煮开，加入姜丝、精盐，旺火烧开，加入味精即可（鸡汤应撇掉浮油）。

【功效】清热降压，降血糖。

26. 葱花烧豆腐

【原料】北豆腐100g，葱30g，烹调油10mL，酱油、食盐、味精少许。

【制作】将豆腐切成2cm见方的块，用开水烫一下备用。将葱洗净切成丁备用。锅内放油加热，放入葱丁炒出香味，放入酱油、食盐、清汤，烧开后倒入豆腐，大火收汁，出锅前放味精即可。

【功效】养阴润肺。

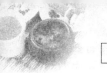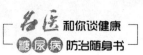

| 第五章 |

糖尿病的运动治疗

不适合运动的糖尿病患者

【问答】

疑问：1型糖尿病患者选择运动疗法为什么要谨慎？

解答：1型糖尿病患者往往因为体内内生的胰岛素绝对缺乏，血中胰岛素水平完全取决于外源性胰岛素，在运动之前如果胰岛素不足，将很快引起血糖和酮体的升高。然而运动时肝脏释放葡萄糖增加，以供给肌肉运动时的需要，却因胰岛素不足，肌肉不能有效地利用这些葡萄糖，只能通过增加脂肪的分解作为能源供应。所以，1型糖尿病患者在选择运动时要慎重，只有在通过饮食控制和胰岛素治疗，糖尿病病情得到控制后才可选择运动疗法。

不宜运动的糖尿病患者主要有以下几类：

1. 自身胰岛素严重分泌不足的1型糖尿病患者。

2. 血糖极不稳定的脆性糖尿病患者。

3. 收缩压高于180mmHg的高血压患者。

4. 血糖浓度高于14mmol／L的糖尿病患者。

5. 有严重心脏疾病的患者。

6. 经常发生脑供血不足的患者。

7. 糖尿病并发肾病的患者。

8. 有急性感染的患者。

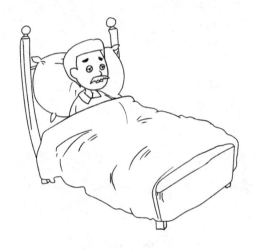

适合运动的糖尿病患者

【问答】

疑问：糖尿病患者坚持运动有哪些益处？

解答：规律、适当地运动将给你带来许多益处：

(1) 运动可使血糖降低;

(2) 运动可加强胰岛素的作用;

(3) 运动是减肥的有效方法;

(4) 运动可以纠正异常血脂症;

(5) 运动可降低血压;

(6) 运动可使心肺功能得到锻炼;

(7) 运动可防止骨质疏松;

(8) 运动可以改善和提高生活质量。

　　坚持适量运动对糖尿病患者有诸多益处,但并不是所有的糖尿病患者都适合运动疗法,适合运动疗法的糖尿病患者主要有以下几类:

　　1. 2型糖尿病患者适合运动,尤其是肥胖者,空腹血糖在

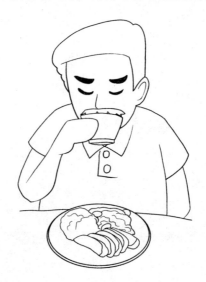

7.8～8.9mmol／L，餐后血糖在11～13.9mmol／L，糖化血红蛋白在9.0%～10%者最适宜进行运动疗法。

2. 口服药物剂量保持恒定，或用胰岛素治疗的1型糖尿病患者病情稳定者。

运动疗法的作用

【问答】

疑问：为什么说运动疗法是控制糖尿病的"基石"之一？

解答：饮食和运动疗法是治疗糖尿病的两大基石，只有两大基石牢固了，药物才能发挥最大的效果。而且，许多病情较轻的患者，仅仅通过饮食和适度的运动就可以使病情得到有效的控制。

运动可以使血糖降低，减少降糖药的用量。1型糖尿病患者通过运动可使血糖稳定地下降，并能提高胰岛素的作用；2型糖尿病患者通过运动可使自身的胰岛素功能更好地发挥作用，因而可以减少降糖药的用量。

运动不足是当今糖尿病发病急剧增多的一个重要原因，运动在糖尿病患者康复中的作用有如下几点：

1. 增强人体对胰岛素的敏感性。运动可通过消耗能量等多种途径使脂肪减少，使体重减轻，使胰岛素与受体的亲和力增强，从而提高胰岛素受体对胰岛素的敏感性。

2. 降低血糖、血脂和血液黏稠度。运动锻炼可增加糖尿病患

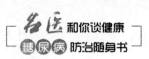

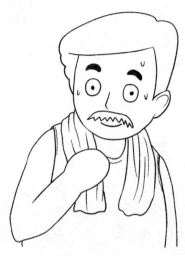

者对血糖和血脂的利用，增强组织细胞对胰岛素的敏感性，从而有效地降低血脂、血糖和血液黏稠度。有些轻型糖尿病患者通过饮食控制和运动疗法可使糖尿病病情得到良好控制。

3. 有利于糖尿病患者慢性并发症的控制。运动除了具有降血糖、降血脂作用外，还可降低患者血液黏稠度，增强红细胞的变应性，改善各脏器的血液供应，控制糖尿病慢性并发症的发生及发展。

4. 增强心、肺功能，长期有规律地运动可以使全身代谢旺盛，肺的通气、换气功能增加，肺活量也增加，肺泡与毛细血管接触面积加大，同时血液循环加速，改善心脏和血管舒缩功能，加强心肌收缩力及冠状动脉供血量，心排出量也会增加。对于伴有原发性高血压的糖尿病患者来说，体育疗法可使高血压改善，有利于对高血压的控制。

5. 改善神经功能及精神状态。长期有规律的，特别是能使人轻松愉快的运动，可解除精神紧张，减轻大脑的负担，减轻焦虑，稳定情绪，增强自信心，改善及平衡神经系统的功能。此外，由于适当运动可使全身代谢增加，血流加速，大脑内血液循环改善，脑细胞功能提高，糖尿病患者的记忆力也得以提高。

步行锻炼法

步行是一种疗效确切、简便易行的运动锻炼方法。步行应选择在空气清新、环境幽静的花园、公园、林荫道上进行，全身放松，身体重心落在脚掌前部。步行运动量的大小因人而异，一般由步行速度及步行时间所决定。一般来说，每分钟步行40~70m为慢速步行，每分钟步行70~90m为中速步行，每分钟步行90~100m为快速步行。一般在进行步行运动时，开始宜用慢速步行，以后再逐步增加步行速度。步行的时间可从每次10min开始，逐渐延长至每次30~40min，步行距离可从500m逐渐延长至1000m

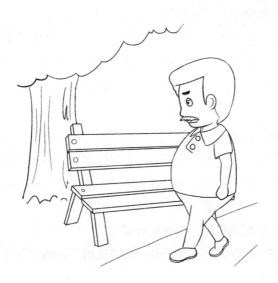

或1500m，中间可穿插一些登台阶或爬斜坡等路段，患者可根据自己的实际情况调整适合自己的运动量。

根据步行的速度可测算热能的消耗，一般在慢速步行时，每分钟的热能消耗为53kJ（12.6kcal），每小时大约消耗8372kJ的热能。如果不增加进食总量，每日步行1h，坚持3周，就可以减轻体重0.5kg。

慢跑锻炼法

慢跑是一项中等强度的锻炼方法，方便灵活，老少皆宜，慢跑锻炼法对于糖尿病患者有以下作用：

1. 锻炼心脏，保护心脏

坚持跑步可以增加机体的摄氧量，增强心肌舒缩力，增加冠状动脉血流量，防止冠状动脉硬化。

2. 活血化瘀，改善循环

跑步时下肢大肌群会交替收缩放松，有力地驱使静脉血回流，可以减少下肢静脉和盆腔瘀血，预防静脉内血栓形成。大运动量的跑步锻炼，还能提高血液纤维蛋白溶解酶活性，防止血栓形成。

3. 促进代谢

控制体重是保持健康的一条重要原则，因为跑步能促进新陈代谢，消耗大量血糖，减少脂肪存积，故坚持跑步是治疗糖尿病和肥胖病的一个有效"药方"。

4. 改善脂质代谢，预防动脉硬化

血清胆固醇脂质过高者经跑步锻炼后，血脂可下降，从而有

助于防治血管硬化和冠心病。

5. 增强体质，延年益寿

生命在于运动，人越是锻炼，身体对外界的适应能力就越强。

健身跑应该严格掌握运动量，开始练习跑步的体弱者可以进行短距离慢跑，从50m开始，逐渐增至100m、l50m、200m，速度一般为100m / 30s ~ 100m / 40s。

跑的脚步最好能配合自己的呼吸，可先向前跑两三步吸气，再跑两三步后呼气。跑步时，两臂以前后并稍向外摆动为比较舒适的姿态，上半身应稍向前倾，要尽量放松全身肌肉，一般以脚尖着地为好。

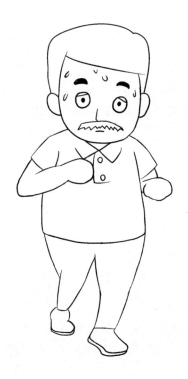

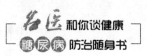

游泳锻炼法

游泳同许多体育项目一样，对多种慢性疾病有一定的治疗作用，而且还有其独特的治疗价值，其主要原因有以下几点：

1. 游泳是在阳光、空气、冷水三浴兼并的良好的自然环境中进行的体育运动项目，从而集中了阳光浴、空气浴和冷水浴对人的所有疗效。

2. 游泳锻炼是一种全身性的锻炼，因而它对疾病的治疗也是一种综合性、全身性的治疗。

3. 游泳锻炼能增强人体各器官、系统的功能，慢性患者通过游泳锻炼可增强发育不健全的器官、系统的功能，使已衰弱的器官、系统的功能得到恢复和增强，从而使疾病得到治疗。

4. 游泳锻炼既可陶冶情操、磨炼意志，培养人同大自然搏斗的拼搏精神，又能使患者建立起战胜疾病的信心，克服对疾病畏惧、烦恼的消极心理，因而十分有利于健康的恢复和疾病的治疗。

游泳锻炼与人们从事的其他体育锻炼项目一样，只有科学地掌握运动量，才能使每次锻炼既达到目的，又不致发生过度的疲劳和使身体产生不良反应。

选择游泳锻炼的运动量时，要因人而异，量力而行。普通的游泳爱好者，即使是年轻力壮者，每周大运动量的锻炼也不应超过2次；而中年人则以中等的运动量为宜，不要或少进行运动量过大的游泳锻炼；老年人最适宜中等偏小的运动量的游泳锻炼。

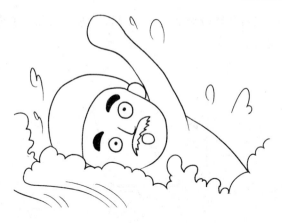

爬山锻炼法

　　爬山运动可以明显地提高腰、腿部的力量以及行进的速度、耐力、身体的协调平衡能力等身体素质，加强心、肺功能，增强抗病能力。在有一定身体基础的前提下，可以适当加长运动时间、增加上爬高度，这样可以消耗更多的热量，长期练习可以减脂，促使身体恢复正常。在爬山过程中，腿部大肌群能够参与较规律的运动且承受一定的负荷，可以促进血液循环，使更多的毛细血管张开，加强氧交换，增强新陈代谢，使人体对胰岛素的敏感程度加强，有利于更好地控制血糖水平。

　　爬山对糖尿病患者的康复有促进作用，但也要注意一些问题。首先是要注意循序渐进，切不可突然加大运动量和运动强度。第二是要适可而止，不要过度疲劳。第三是最好在爬山前少吃一些食物或在饭后1h开始爬山，以免低血糖。如属微血管病变、大动脉硬化病变、血糖波动太大不稳定者及胰岛素药物正发

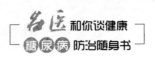

挥作用时，还有身体较虚弱、并发症较重者，应在医生指导下做轻微的运动。

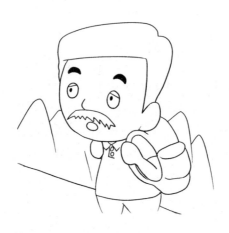

运动治疗的注意事项

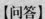

【问答】

疑问：糖尿病患者外出活动时应做到哪5个携带？

解答：（1）携带一张自制的糖尿病卡。卡上要写明自己的姓名、住址、联系电话、所患糖尿病的类型、正在使用的降糖药名称等。

（2）携带矿泉水和饮水杯。口渴时要及时饮水，以免发生高渗性昏迷等危急情况。

（3）携带糖果。糖尿病患者外出时要随身带上一些糖果，当不能按时吃饭或过度运动后出现低血糖反应时，可以及时食用。

（4）携带平时使用的测定血糖的血糖仪、试纸和测定尿糖的试纸。不要因为外出而中断血糖和尿糖的监测。

（5）携带平时服用的降糖药物。不要因为外出时间短就可以中断治疗，要按时使用胰岛素和口服降糖药。

1. 运动前的注意事项

糖尿病患者运动前最好对自己的全身健康情况有一个全面的了解，以决定是否适宜进行体育锻炼，从事什么运动合适，多大的运动量为宜等。其中包括心肺功能、肝肾功能、血压高低及血糖控制情况，糖尿病慢性并发症的情况，有急性并发症者绝对不能运动。同时还应准备好合脚、轻便、防滑、透气功能好的鞋袜。应选择好运动的场地，最好是多数人参加的群体运动场地。应备好急救卡（包括姓名、电话、住址，并注明：我是2型糖尿

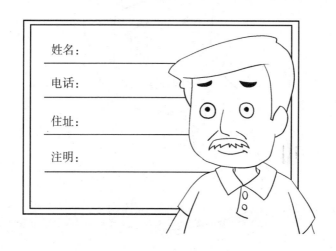

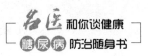

患者,当我软弱无力时请帮助将糖块放入我口中;如我已不省人事,请即送往附近医院)。

2. 运动中的注意事项

运动治疗中的注意事项主要有以下几个方面:

(1)先做热身运动15min。

(2)运动过程中注意心率的变化(运动中的心率以170减去患者年龄为宜,开始持续时间以5～10min为宜,以后若患者自我感觉良好再逐渐增加,一般中等强度的运动以20～30min为好)。

(3)若出现乏力、头晕、心慌、胸闷、憋气、出虚汗、胸痛等不适,应立即停止运动。

(4)运动中要注意饮一些白开水,以补充水分。

(5)运动即将结束时,再做10min左右的恢复整理活动。

(6)防止意外伤害。

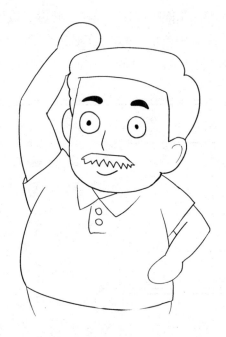

3. 运动治疗的其他注意事项

（1）运动时间和运动强度要相对固定。运动时间的选择，一天中什么时间运动对每个人都可有不同的选择，根据患者的血糖情况选择不同的时间运动，例如，患者早餐后血糖高可以选择早餐后运动，但要注意正在运用胰岛素及降糖药物治疗者应避开药进行运动。运动的频率是指每周运动的次数，单纯饮食治疗的2型糖尿病患者每周至少运动3~4次，接受药物治疗的患者最好每日定时运动，肥胖者可以增加运动的次数。

（2）注射胰岛素的患者，运动前应将胰岛素注射在腹部。

（3）有条件者最好在运动前和运动后备测一次血糖。

（4）随身携带糖果，当血糖较低时及时服下，避免低血糖的发生。

（5）运动后仔细检查双脚，如发现红肿、青紫、水疱、血泡、感染等，应及时处理。

（6）通过运动减体重也应缓慢进行，以每周减重400g为宜。

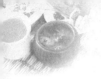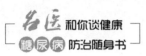

第六章
糖尿病的药物治疗

常用的口服西药

【问答】

疑问1：糖尿病患者应如何正确选药？

解答：没有哪种降糖药物十全十美，对所有糖尿病患者疗效都好。糖尿病用药应个体化，在医生的指导下，选用适合自己病情的药物。如肥胖患者应首选双胍类药物；偏瘦患者首选磺脲类药物比较合适；如果患者是以餐后血糖升高为主，可选择α-糖苷酶抑制剂或诺和龙；伴有轻度肾功能不全的糖尿病患者则应选择格列喹酮如（糖适平）或瑞格列奈如（诺和龙）。

疑问2：对肥胖的2型糖尿病患者长期使用二甲双胍有何益处？

解答：单独使用适当剂量的二甲双胍治疗肥胖的2型糖尿病过程中，不仅使患者的血糖得到控制、症状减轻，同时还有以下好处：

（1）减轻肥胖的程度。

（2）不易发生低血糖。

（3）减少心肌梗死的发生。

（4）减少微血管病变的发生。

（5）降低糖尿病患者的死亡率。

刺激胰岛素分泌，解决胰岛素不足问题的口服降糖药包括磺脲药和格列奈两种；而不刺激胰岛素分泌，主要减轻胰岛素抵抗，减少糖分吸收的药物则包括双胍药和格列酮；不刺激胰岛素分泌，延缓肠道碳水化合物吸收的药物是糖苷酶抑制剂。这些药物结构不同，作用方法各异，但如果使用得当，都能产生满意的降糖效果。

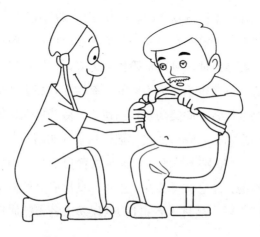

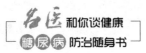
1. 磺脲类降糖药

磺脲类是由一个磺基和一个脲基组成的一大类降糖药物。它的主要作用是刺激胰岛素分泌，使身体产生足够的胰岛素以利于降低血糖。所以，磺脲药的适用对象应该是血糖比较高，但还有潜在胰岛素分泌能力，又不太胖的2型糖尿病患者。临床常用的磺脲药包括甲苯磺丁脲（如D860）、格列齐特（如达美康）、格列喹酮（如糖适平）、格列吡嗪（如美吡达、迪沙片）、格列苯脲（如优降糖）和格列美脲（如亚莫利），它们的作用方式和适用对象略有不同。磺脲类药物的适应证：胰岛β细胞仍旧有分泌胰岛素的功能，新诊断的非肥胖2型糖尿病患者，通过饮食、运动治疗后，血糖控制不满意，肝、肾功能正常者，如果有轻、中度肾功能不全患者应选用糖适平。主要不良反应是低血糖。磺脲类药物的禁忌证：1型糖尿病患者，严重肝、肾功能不全，合并严重感染、创伤及大手术期间，糖尿病酮症、酮症酸中毒期间，糖尿病妊娠和哺乳期间，对磺脲类药物过敏或出现明显副作用。

2. 格列奈类降糖药

格列奈类降糖药虽也有刺激胰岛素的作用，但它的结构及作用部位与磺脲药不同。这类药物的作用机制及副作用与磺脲药相似，由于这类药物没有长时间的胰岛素刺激作用，与长效磺脲类药物相比，其导致低血糖的危险性大为降低，因此对老年患者更安全。其适用对象也主要为不胖的，有潜在胰岛素分泌能力但对磺脲药效果不佳者。此类药物作用快捷，服药后无须等待即可进餐。常用的格列奈类降糖药包括瑞格列奈（如诺和龙）和那格列奈（如唐力）。格列奈类的适应证：饮食控制及运动锻炼不能有效控制血糖的2型糖尿病患者，主要不良反应是低血糖。格列奈类的禁忌证：对本品过敏者；1型糖尿病患者；糖尿病酮症酸中毒患者；妊娠或哺乳妇女；12岁以下儿童；严重肾功能或肝功能不全的患者。本药主要由P450（CYP3A4）诱导剂代谢，CYP3A4抑制剂如酮康唑、伊曲康唑、红霉素、氟康唑及米比法地尔可能增加本药的血浆水平；而CYP3A4诱导剂如利福平或苯妥英可能减低本药的血浆水平。

3. 双胍类降糖药

双胍类降糖药分子中有两个胍基，所以叫双胍类。它们不刺激胰岛素的分泌，而是抑制食欲及身体对葡萄糖的吸收，减少肝脏输出葡萄糖的能力，加强身体对胰岛素的敏感性。因为这类药物不要求身体必须具有分泌胰岛素的能力，所以双胍药适用对象包括1型及2型糖尿病患者，而且双胍类能使人少吃东西，并使患者体重有所下降，所以那些食欲较为旺盛体重较重者可首选。现在我们常用的双胍类降糖药主要是二甲双胍（美迪康、格华止、迪化糖锭），苯乙双胍（降糖灵）副作用比较大，已不推荐使用。双胍类的适应证：2型糖尿病单独饮食治疗效果不满意，尤其适合肥胖、血胰岛素水平偏高者；肥胖和非肥胖的2型糖尿

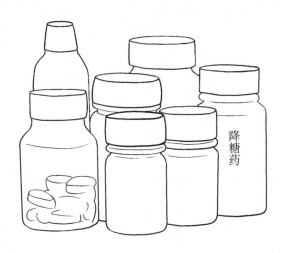

降糖药

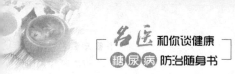

病患者；2型糖尿病患者单独适用磺脲类药物不能获得血糖满意控制的可联合应用；1型糖尿病用胰岛素治疗病情不稳定或2型糖尿病继发失效改用胰岛素治疗时，加用双胍类药物，能减少胰岛素用量。主要不良反应是消化道症状。双胍类的禁忌证：出现过敏反应者；肾功能减退，血清肌酐＞124μmol/L；心、肝、肺疾病，伴缺氧、酸中毒倾向；糖尿病酮症、酮症酸中毒；伴有严重感染、手术、创伤等应激状况时；妊娠、哺乳期妇女。

4. 葡萄糖苷酶抑制剂类降糖药

葡萄糖苷酶抑制剂的结构类似于葡萄糖。这类药物抑制了葡萄糖苷酶后，延缓肠道碳水化合物的吸收。因为葡萄糖苷酶抑制剂使患者餐后糖分吸收延缓，不出现血糖高峰，故它们的主要作用是降低餐后血糖。葡萄糖苷酶抑制剂适用于各型糖尿病，特别是餐后血糖较高者。现在市面上卖的葡萄糖苷酶抑制剂包括阿卡波糖（如拜唐平、卡博平）和伏格列波糖（如倍欣）两种。

α-葡萄糖苷酶抑制剂的适应证：用于2型糖尿病治疗，可单独应用，也可与磺脲类或二甲双胍联合应用，提高疗效，改善以上二类药物的效果（UKPDS证明），对用胰岛素治疗的1型糖尿病血糖不稳定者，可合用α-葡萄糖苷酶抑制剂，可改善血糖控制，但二者应减量，并注意低血糖的发生。主要不良反应是胃肠道反应。α-葡萄糖苷酶抑制剂的禁忌证：18岁以下儿童；对此药呈过敏反应；患肠道疾病：炎症、溃疡、消化不良、疝等；肾功能减退，血清肌酐＞177μmol/L；肝硬化；糖尿病伴急性并发症或处于感染、创伤、手术等应激状态；营养不良、缺铁性贫血；妊娠、哺乳期妇女；合用助消化药、制酸药、胆盐等可削弱α-葡萄糖苷酶抑制的效果。

5. 格列酮类降糖药

格列酮是较新一类口服降糖药。它们也不刺激胰岛素的分泌，但能从多种角度增强胰岛素的敏感性，所以有人把它们称作"胰岛素增敏剂"。国内市场上可以买到的格列酮类降糖药有罗格列酮（如文迪雅）和吡格列酮（艾可拓）。格列酮类适应证：经饮食控制和锻炼治疗效果仍不满意的2型糖尿病患者；可单独应用，也可与磺脲类或双胍类合用治疗单用磺脲类或双胍类血糖控制不佳的2型糖尿病患者。文迪雅有引起水肿加重和增加心脏负担的副作用，使用时应予以注意。罗格列酮的禁忌证：对本药过敏者；1型糖尿病患者；肾功能损害者；对孕妇及哺乳期妇女的效果尚不明确。

综上所述，目前口服降糖药有五大类，它们的作用机制与特点各不相同，完全可以联合使用。原则上讲，任何一类口服降糖药中的一种均可与另一类口服降糖药中的一种合用，但临床工作中一般不建议患者3种口服降糖药物联合使用。此外，任何一类口服降糖药均可与胰岛素合用，但刺激胰岛素分泌的药物只建议格列美脲可与胰岛素联合使用。目前陆续上市的第6类口服降糖药是DPP-4抑制剂，如沙格列汀，其疗效和安全性已获得初步认识，随着这些药物的上市，必将有更多的循证医学证据来验证它们的临床有效性及安全性，DPP-4抑制剂未来可能会成为治疗2型糖尿病的主流。

降糖药物的选择是个非常复杂的问题，医生一般会根据患者的体重、血糖控制情况、胰岛素分泌能力、有无并发症及脏器功能损伤情况等来确定患者的降糖药物。可以说患者的情况千差万别，用药情况也得具体情况具体分析，别人用着好的药物未必适合自己，新药贵药也未必是适合自己的好药。每种药物的作用机

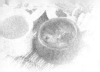

制及作用环节不同，有着不同的服用时间，在常用的降糖药物中，需要在饭前服用的药物有磺脲类药物；需与第一口主食嚼服的药物为糖苷酶抑制剂；为克服胃肠道反应，双胍类药物可以在进餐时或饭后服用。否则一方面达不到应有的降糖效果，另一方面，又可能造成低血糖的发生。

胰岛素治疗

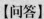

【问答】

疑问：是否用了胰岛素治疗，就需终身用胰岛素？

解答：糖尿病患者都希望自己的病情得到良好控制，但是很多人惧怕胰岛素治疗，认为注射胰岛素将成"瘾"，终身都要用药，都有一种"能不用最好不用"的想法。实际上，是否该用胰岛素，是短期用还是长期用，是由病情决定的。

1. 1型糖尿病患者，系胰岛素绝对不足，需胰岛素终身替代。

2. 2型糖尿病，可短期用胰岛素治疗，待病情缓解或好转后停用胰岛素，改用原治疗方案。

胰岛素就像一把钥匙，开启葡萄糖进入细胞的大门。糖尿病多存在胰岛素的不足，没有钥匙则葡萄糖无法被人体利用，因此需要补充胰岛素。以下糖尿病患者应该考虑使用胰岛素治疗：

1. 1型糖尿病，必须持续接受外源性胰岛素。

2. 2型糖尿病口服药无效或过敏者。

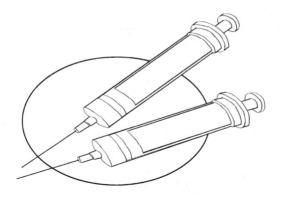

3. 糖尿病急性并发症，如酮症酸中毒、高渗昏迷、重症感染等。

4. 慢性严重并发症，如糖尿病肾病、足坏疽或糖尿病视网膜病变，肝、肾功能不全。

5. 妊娠和分娩。

6. 需外科治疗的围手术期。

7. 全胰腺切除的继发糖尿病。

按作用时间长短可分为超短效胰岛素（LP）、短效胰岛素（R）、中效胰岛素（N）、长效胰岛素、预混胰岛素（表6-1）。预混胰岛素由短效和中效胰岛素按一定比例混合而成。目前临床上常用的有两种：一种是30R（70/30），即短效胰岛素和中效胰岛素按3：7混合；另外一种是50R，即短效胰岛素和中效胰岛素按5：5混合而成（表6-2）。

表6-1　胰岛素制剂

类型	作用时间		
	起效时间	高峰时间	持续时间
速效	10～20min	40min	3～5h

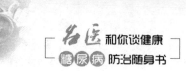
类型	作用时间		
	起效时间	高峰时间	持续时间
短效	30min	1～3h	8h
中效	1.5h	4～12h	24h
长效	4～6h	14～20h	24～36h

表6-2　预混胰岛素

类型	作用时间		
	起效时间	高峰时间	持续时间
30R	30min	2～8h	24h
50R	30min	2～8h	24h

按胰岛素浓度分：瓶装胰岛素和笔芯胰岛素。

按胰岛素来源分：动物胰岛素、基因重组人胰岛素和胰岛素类似物。

按胰岛素给药途径分：静脉胰岛素和皮下胰岛素。

人胰岛素包括：基因重组人胰岛素（优泌林系列、诺和灵系列）和预混人胰岛素（优泌林系列、诺和灵系列）。

胰岛素类似物包括：超短效胰岛素类似物（门冬胰岛素，如诺和锐；赖脯胰岛素，如优泌乐）、预混胰岛素类似物：（门冬胰岛素30，如诺和锐30；赖脯胰岛素25，如优泌乐25；赖脯胰岛素50，如优泌乐50）和长效胰岛素类似物：（甘精胰岛素，如来得时；地特胰岛素，如诺和平）。

基因重组人胰岛素包括：短效胰岛素（如诺和灵R、优泌林R等）和中效胰岛素（如诺和灵N、优泌林N等）。

胰岛素可以注射在腹部、手臂上及外侧、大腿前及外侧、臀部。（图6-1）不同注射部位对胰岛素的吸收速度不同，按由快至慢的速度分为腹部、手臂上及外侧、大腿前及外侧、臀部。

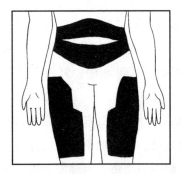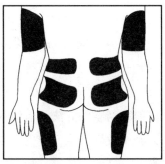

图6-1　适合注射胰岛素部位

注射部位要换着打，因为老打一个地方，会引起皮下组织萎缩，吸收也不好。应有规律地轮换注射部位和区域，可按照左右对称轮换的原则。不要在距脐部5cm的范围内注射胰岛素。

由于肌肉层吸收快，易引起低血糖，因此胰岛素应注射在皮下组织层，而不是肌肉层，其正确的方法是：捏起皮肤注射，同时使用短而细的针头。

儿童和消瘦的成年人以45°进针，注射时捏起皮肤。正常体重成年人垂直于皮肤进针注射时轻捏起皮肤。肥胖的成年人垂直皮肤进针，注射大腿时轻捏皮肤，注射腹部时不捏起皮肤。

越来越多的研究表明，胰岛素不仅可以控制血糖，同时还可以扩张血管、改善循环、抗炎症反应，及早及长期使用对身体有益无害。

胰岛素的储存注意事项：要避免日晒，2~8℃冰箱冷藏，不能冷冻，温度过高或过低均可导致胰岛素失效；已经开封的胰岛素，室温保存1个月后，剩余的部分应丢弃。

注射胰岛素的注意事项：注意监测血糖；不能随便更改剂量；定时定量进餐和进行适当的体育活动；胰岛素从冰箱中取出后应该回复到室温后再用；选择合适的注射部位，运动前后避免选择上下肢进行注射；交替选择注射部位，每两次注射部位之间应该至少间隔2.5cm；胰岛素应该注射入皮下组织，如果注射入肌肉中，由于吸收较快，可能导致低血糖；针头不能反复利用。

注射胰岛素的方法：清洁双手，抽取胰岛素，如需要同时注射短效和中效胰岛素，应先抽取短效，再抽取中效；选择合适的注射部位，并给予消毒，从当中向四周消毒；轻轻捏起皮肤，以大约45°角进针，注射入皮下组织。

胰岛素主要不良反应：低血糖，过敏反应，胰岛素抵抗，注射部位脂肪萎缩、脂肪增生。

常用的降糖中药

【问答】

疑问：单纯吃中药能降血糖吗？

解答：如果是在糖尿病早期、中期，或是在没有出现严重并发症的时期，可以利用中药来有效地控制2型糖尿病的血糖平衡。

1. 玉米须

玉米须又叫棒子毛等。为禾本科一年生草本植物玉蜀黍（玉米）的花柱及柱头（苞玉须）。玉米须味甘、淡，性平。归肝、胆及膀胱经。有清热解毒、利水消肿、利胆退黄等功效。

玉米须化学成分主要有：脂肪油、挥发油、树胶样物质、树脂、苦味糖苷、皂苷、生物碱、谷甾醇、豆甾醇、苹果酸、柠檬酸、维生素C、维生素K、泛酸等。药理作用主要有利尿、降低血糖、利胆和止血、降低血液黏稠度和降压。

2. 桑葚

桑葚为桑科落叶乔木桑树的成熟果穗。味甘，性寒，归心、肝、肾经。有滋阴补血、生津止渴、润肠通便之功效，还可以明耳目、乌须发、补益肝肾。桑葚能增强机体免疫力，延缓衰老，调节和促进免疫功能，还具有降血糖作用，故临床上常用桑葚与麦冬、生地、天花粉等用以治疗糖尿病。

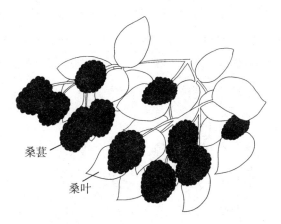

桑葚

桑叶

3. 桑叶

桑叶为桑科落叶小乔木桑树的干燥叶片。桑叶属于辛凉解表药，味苦、甘，性寒。归肺、肝经。有疏散风热、清肝明目、清肺润燥之功效。

桑叶含蜕皮甾酮、牛膝甾酮、微量β-谷甾醇、芦丁、桑苷、

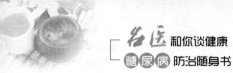
异槲皮素、多种氨基酸、维生素和多种酸类，还有铜、锌、植物雌激素等。

4. 薏苡仁

薏苡仁属于利水渗湿类中药。为禾本科多年生草本植物薏苡的成熟种仁。一般健脾宜炒用，其他用途为生用。薏苡仁味甘、淡，性微寒。归脾、胃、肺经。

现代医学研究认为，薏苡仁含淀粉、蛋白质、脂肪油、不饱和脂肪酸、饱和脂肪酸、多种氨基酸及维生素、钙、磷、铁等。药理作用有降血糖及抗感染、抗菌、诱发排卵、抗癌等。薏苡仁水提取物能使实验动物的血糖浓度显著下降。据研究，薏苡仁的降糖成分主要是多糖类。

5. 地骨皮

地骨皮属于清虚热药。为茄科落叶灌木植物枸杞的干燥根皮，切段入药。地骨皮味甘、淡，性寒。归肝、肾、肺经。有清泄肺热、凉血退蒸之功效。地骨皮甘寒生津，与天花粉、生地黄、五味子等伍用，能治疗糖尿病。

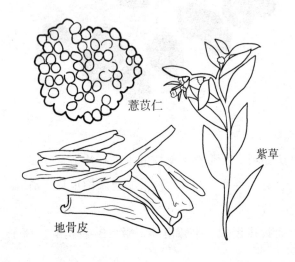

薏苡仁

紫草

地骨皮

现代医学研究证明，地骨皮主要含甜菜碱、亚油酸、亚麻酸、降压活性成分地骨皮甲素及多种酚类物质。主要药理作用有降血糖、抗微生物、解热、降血压、降血脂、免疫调节等。

6. 紫草

紫草为清热凉血药。为紫草科多年生草本植物紫草和新疆紫草的干燥根。紫草味甘，性寒。归心、肝经。有凉血透疹、解毒疗疮、凉血清热之功效。药理作用主要有抗癌、抗生素、抑制病原微生物、抗感染、降血糖。临床上用紫草配伍其他中药治疗急、慢性肝炎，糖尿病等。

7. 葛根

葛根属于辛凉解表药。为豆科多年生落叶藤本植物野葛的干燥根。葛根味甘、辛，性平。归脾、胃经。有解肌发表、透疹、生津止渴、升阳止泻之功效。

葛根的化学成分主要有葛根素、葛根素木糖苷、大豆黄酮苷、β-谷甾醇、豆甾醇、花生酸等。葛根的主要活性成分为葛根素，具有降低血糖，降低血压，降低血清胆固醇，扩张冠状动脉，增加心、脑血流量，改善血液循环等作用。

8. 知母

知母为清热泻火药。为百合科多年生草本植物知母的干燥根茎。知母味苦、甘，性寒。归肺、胃、肾经。知母具有与石膏相似的清热泻火作用，但不同之处是，知母于苦寒清热之中，又有甘寒养阴之性，以清热润肺为特长，不仅能上清肺火，中凉胃热，下泻肾火，而且能滋养肺、胃、肾三脏之阴，故有清热泻火、滋阴润燥、退蒸除热之功效。

临床应用知母治疗糖尿病。因为知母能滋阴降火，生津止渴，故常作为治疗糖尿病之要药。

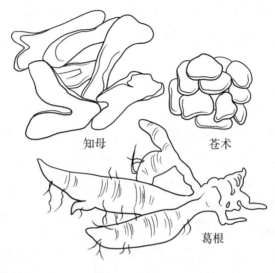

知母　　　　　苍术

葛根

9. 苍术

苍术属于芳香化湿类中药。为菊科多年生草本植物茅苍术或北苍术的根茎。苍术味辛、苦，性温。归脾、胃经。有燥湿健脾、祛风除湿、明目之功效。常用来治疗胃下垂、糖尿病、夜盲症、佝偻病等。

苍术主要含挥发油、苍术醇、苍术酮、维生素 A 样物质及 B 族维生素及菊糖等物质。药理研究显示，苍术有抗溃疡、降血糖、保肝、利尿作用等。

10. 桑白皮

桑白皮属于止咳平喘药，为落叶乔木桑树的根皮。桑白皮味甘，性寒。归肺、脾经。桑白皮甘寒降泄，入肺经。既能清肺热，泻肺火而平喘，又可肃降肺气，通利水道而利小便，故有清热泻肺、利水消肿之功效。

最近又发现，桑白皮对糖尿病有很好的疗效，是近年来国内外学者从生药中提取出的多糖类有效降血糖药。国外有学者从桑树根皮中分离到一种蛋白多糖，有降血糖活性，并且一次给药能维持降血糖活性24h。

11. 桑枝

桑枝为桑树的新鲜或干燥嫩枝。桑枝味苦，性平。归肝经。善走四肢，长于祛风通络而利关节，故有祛风活络之效，主治风湿痹痛。桑枝常与羌活、独活、威灵仙、防己等合用，以祛风除湿，通经活络。

近几年，从天然植物桑枝中提取α-糖苷酶抑制剂，制成桑枝颗粒，可有效降低餐后血糖、空腹血糖和糖化血红蛋白。有效预防并改善并发症，不刺激胰岛分泌胰岛素，可保护胰腺功能，对肝脏、肾脏功能没有影响。

12. 黄连

黄连属于清热燥湿类中药。为毛茛科多年生草本植物黄连、三角叶黄连或云连的干燥根茎。黄连的主要化学成分有小檗碱（即黄连素）、黄连碱、甲基黄连碱、掌叶防己碱、非洲防己碱、药根碱等生物碱，还含有黄柏酮、黄柏内酯及多种微量元素等。

黄连的药理作用主要有：（1）抗菌、抗病毒作用，黄连的抗菌谱范围广，对革兰阴性菌如伤寒杆菌、大肠埃希菌和革兰阳性菌如肺炎双球菌、金黄色葡萄球菌、溶血性链球菌有较强的抑制作用；（2）抗感染作用，黄连、黄连粗提物和小檗碱等有抗感染作用，其抗感染强度与保泰橙相当；（3）免疫调节；（4）健胃；（5）利胆；（6）降压；（7）对消化系统的作用有抗溃疡病、抗腹泻及抑制胃液分泌作用；（8）对中枢神经系统有一定的兴奋作用，对平滑肌有兴奋和抑制作用，负性肌力作用；（9）降血糖。

13. 黄柏

黄柏为芸香科多年生植物落叶乔木关黄柏、川黄柏的树皮和

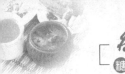

根皮。黄柏味苦，性寒。归肾、膀胱、大肠经。有清热燥湿、泻火解毒之功效，属于清热燥湿类中药。主要化学成分有小檗碱、药根碱、黄柏碱以及黄柏酮、黄柏内醇、β-谷甾醇、多糖等。小檗碱有促进胰岛β细胞修复作用，对2型糖尿病患者有明显降血糖效果，临床症状可基本消失，血清胰岛素水平上升。

14. 天花粉

天花粉属于清热泻火类中药。为葫芦科多年生宿根草质藤本植物瓜蒌的干燥块根。天花粉味甘、微苦、微酸，性微寒。归肺、胃经。既能清泄肺、胃之热，又能生津止渴，滋养肺、胃之阴。中医常用天花粉与其他中药相配伍，以治疗消渴（糖尿病）。常用天花粉配伍麦冬、生地黄等以治疗肺、胃阴虚之消渴；用天花粉配黄连、生地黄、藕汁等泻火养阴，以治疗肺、胃火盛，阴亏津伤之消渴；天花粉常配伍生黄芪、葛根、知母等益气养阴药，以治疗气阴两虚之消渴。

15. 鬼箭羽

鬼箭羽为卫矛科植物卫矛具木栓质翅状物的枝条或翅状物。味苦，性寒，归肝经。有破血、通经、止痛、杀虫之功效。鬼箭羽制剂所含的有效成分草乙酸钠能使胰岛α细胞萎缩，β细胞增生，加强胰岛素的合成和分泌，加速葡萄糖利用，从而降低血糖。

16. 牛蒡子

牛蒡子为菊科二年生草本植物牛蒡的成熟果实，为辛凉解表类中药。味辛、苦，性寒。归肺、胃经。有疏散风热、宣肺透疹、清利咽喉、解毒消肿之功效。

牛蒡子含牛蒡苷、牛蒡子酚、脂肪油、维生素A样物质、维生素B_1等。牛蒡子提取物能显著而又持久地降低血糖。

17. 威灵仙

威灵仙属于祛风湿、散寒药。为毛茛科植物威灵仙或多年生草本植物棉团铁线莲或东北铁线莲的根及根茎。威灵仙味辛，性温。归肝、膀胱经。

威灵仙含白头翁素、白头翁内酯、甾醇、糖类、皂苷、氨基酸等化学成分。药理作用有抗菌、降血糖、降血压、镇痛、抗利尿、抗疟疾、利胆排石等。

威灵仙可用于治疗糖尿病、高血压，还可治肝、胆、泌尿系统结石，但威灵仙性猛善走，能耗伤气血，故气虚血少者不宜使用。

18. 车前子

车前子属于利水渗湿类中药。为车前科多年生草本植物车前或平车前的成熟种子。味甘，性寒。归肾、肝、肺、小肠经。有清热利湿、利尿通淋、清肝明目、清肺化痰之功效。

车前子主要成分有地黄苷、海藻苷、麦角甾苷、芹菜素、维生素 B_1、多糖苷等。实验证明，从车前草的种子中分离出来的车前黏质 A，具有明显的降糖活性。

19. 冬葵子

冬葵子属于利水渗湿类中药。为锦葵科一年生草本植物冬葵的成熟种子。味甘，性寒。归大肠、小肠、膀胱经。

冬葵子的主要成分有蛋白质、脂肪油、花青素、多糖类、黏液质、氨基酸等。实验证明，从冬葵种子中分离到的肽聚糖 MVS–I 和肽聚糖 MVS–V。具有显著的降糖活性，此外锦葵科植物中含有十几种黏性多糖，均具有降血糖活性。冬葵子甘寒精利，孕妇慎用。

20. 桔梗

桔梗属于温化寒痰药。为桔梗科多年生草本植物桔梗的根。味苦、辛,性平,有小毒。归肺、胃经。有宣肺祛痰、利咽排脓之功效。

桔梗含桔梗酸、桔梗皂苷、桔梗多糖、生物碱等化学成分,有降血糖、祛痰、镇咳、降血压、抗感染、抑菌、抗消化性溃疡、镇静、降血脂等作用。桔梗皂苷属三萜皂苷,可能是桔梗降血糖作用的有效成分。

21. 昆布

昆布属于清热化痰药。为海带科植物海带或翅藻科植物昆布等的叶状体。味咸,性寒。归肝、肾、胃经。昆布含藻胶酸、昆布素、氨基酸及钙、碘、钾、硒、锰、钼、磷、镁、砷、硫胺素、核黄素等成分。有降血糖、降压强心、降血脂、抗肿瘤、抗凝血、增强免疫力、平喘止咳等作用。

22. 山茱萸

山茱萸属于固精、缩尿、止带药。为山茱萸科落叶小乔木山茱萸的成熟果肉。山茱萸味甘、酸,性温。归肝、肾经。善收敛固涩。

23. 石榴皮

石榴皮属于收涩类中药。为石榴科落叶灌木或小乔木石榴的果皮。味酸、涩,性温。归胃、大肠经。

石榴皮中含乌索酸,可能为降血糖有效成分。还有研究表明,石榴皮的降血糖机制很可能类似盐酸苯乙胍,即提高周围组织对葡萄糖的利用率,而不是直接改善体内胰岛素的分泌功能。值得注意的是,石榴皮含生榴皮碱,有毒性,故不宜大量及长期使用。

24. 桃胶

桃胶为蔷薇科植物桃树中分泌出的树脂。味微甘、苦，性平。有和血、利尿、止渴之功效。桃胶为多糖类物质，主要化学成分为半乳糖、鼠李糖、α-葡萄糖醛酸等。用于治疗糖尿病和乳糜尿，水煎服，每次10~15g。

25. 大麦芽

大麦芽为禾本科植物大麦的果实经发芽制成。味甘，性微温。归脾、胃经。有消食开胃、和中、回乳之功效。

大麦芽含淀粉酶、转化糖酶、脂肪、磷脂、糊精、麦芽糖、葡萄糖及维生素 B_1、维生素 D 和维生素 E 等。麦芽浸剂口服可降低血糖，用来治疗糖尿病有一定效果。

26. 白僵蚕

白僵蚕属于平肝息风药。为蚕蛾科昆虫家蚕的幼虫在未吐丝前，因感染白僵菌而发病致死的僵化虫体。白僵蚕味咸、辛，性强寒。归肝、肺经。有息风止痉、祛风止痛、解毒利咽、化痰散结之功效。

白僵蚕含有促蜕皮甾酮、油酸、亚油酸、硬脂酸、蛋白酶、壳质酶、溶纤维蛋白酶、棕榈酸、棕榈油酸等，还含有铁、镁、铜、锌、锰、钾、钠、钙等无机元素。

27. 鸡内金

鸡内金属于消食类中药。为雉科动物家禽类家鸡的沙囊内壁。味甘，性平。归脾、胃、小肠及膀胱经。有健脾消食、涩精止遗、通淋化石之功效。

鸡内金含胃激素、胃蛋白酶、淀粉酶、角蛋白、氨基酸、维生素C、烟酸、维生素 B_1、维生素 B_2 等成分。鸡内金能增加健康人胃液的分泌量，提高消化能力，加快胃排空速率。据报道，鸡内金可降低血糖，其机制是促进胰腺分泌胰岛素或是增强肌肉糖酵解，尚有待进一步确定。

28. 长春花

长春花属于抗肿瘤类中药。为夹竹桃科植物长春花的全草。味苦，性凉，有毒。有清热解毒、平肝潜阳、清心安神、抗癌之功效。

从长春花中已分离出70余种生物碱，主要是长春碱、长春新碱等。药理作用主要有降血糖、抗肿瘤、降血压、利尿、抗菌、抗病毒。

29. 五倍子

五倍子属于敛肺涩肠药。为漆树科落叶灌木或小乔木植物盐肤木、青麸杨或红麸杨叶片上的虫瘿。味酸、涩，性寒。归肺、肾、大肠经。有敛肺止汗、涩肠固精、解毒止血之功效。

五倍子的化学成分主要有没食子鞣质、没食子酸、树脂、脂肪、淀粉等。

30. 仙鹤草

仙鹤草属于收敛止血类中药。为蔷薇科多年生草本植物龙芽草的全草。味苦、涩，性平。归肺、肝、脾经。

仙鹤草的化学成分有仙鹤草素、仙鹤草内酯、鞣质、有机酸、皂苷、甾醇等。药理作用主要有降血糖、止血、抗感染、抗菌及抗寄生虫。

31. 翻白草

翻白草又叫千锤打、无青地白、鸡脚爪等。性平，味甘、苦，无毒。可食用，也可药用。生、熟食均可。民间有人用翻白草泡茶喝，对消除尿糖有良效。近年来，临床观察发现，用翻白草治疗糖尿病有显著疗效，尤其是中、老年人2型糖尿病患者。

如果能够坚持长期服用，就能把血糖、尿糖降下来，口渴、尿频等症状也会逐渐减轻或消失。

32. 西洋参

研究人员最近发现，2型糖尿病患者服用西洋参可降低血糖。实验研究证明，无论是餐前还是餐后服用，都可使高血糖降低20%左右。

33. 月见草

月见草中含有丰富的亚麻酸，可提高细胞膜的流动性和激活细胞中酶的活性，对防治糖尿病和高脂血症有一定的作用。

34. 水芹

以伞形科水芹属植物水芹为药用正品，具有清热解毒、清肝利胆功能。水芹既有降血糖作用，又有保护胰腺作用。用水芹黄酮20mg/kg体重和四氧嘧啶400mg/kg体重均使糖尿病实验动物血糖明显降低，并促进正常动物及高血糖动物胰岛素释放，还能明显降低血清甘油三酯。实验结果表明，水芹具有降血糖和降血脂作用，其降血糖作用可能与其促进胰岛β细胞释放胰岛素有关。

35. 仙人掌

仙人掌作为一种中药材，被广泛用于治疗烧伤、肾脏病等。仙人掌还能去除体内脂肪，有一定减肥疗效。仙人掌含有丰富的钙、铁和多种维生素，可以有效降低血糖指数，适合糖尿病患者食用。还有学者报道，仙人掌中含有大量天然胰岛素，但实际功效尚未得到普遍认定，仅供参考。

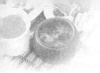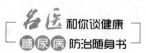
降糖药茶

1. 玉米须茶

【原料】玉米须50g。

【制作】将采收的新鲜玉米须放入清水中漂洗干净，接着晒干或烘干，切碎，装入洁净纱布袋，扎口，放入大茶杯中用沸水冲泡，加盖闷15min即可饮用。

【功效】解毒泄热，平肝降压，降血糖。主治各类糖尿病，中老年糖尿病并发原发性高血压者尤为适宜。

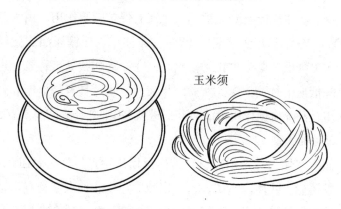

玉米须

2. 罗汉果茶

【原料】罗汉果15g。

【制作】每年9—10月间果实成熟时采摘，先置于地板上待其充分成熟，10天后果皮转黄时再用火烘烤，制成叩之有声的干燥果实（也可在中药店购买），切成饮片，择量放入有盖杯中以沸水冲泡，加盖闷15min即可饮用。

【功效】清肺止咳，降血糖，降血压。对中老年燥热伤肺、胃燥津伤型轻症糖尿病患者合并原发性高血压者尤为适宜。

3. 麦冬黄连茶

【原料】麦冬15g，黄连2g。

【制作】将麦冬、黄连洗净后，放入有盖杯中，用沸水冲泡，加盖，闷15min即可饮用。

【功效】滋阴生津，清热润燥，降血糖。

4. 黄精玉竹茶

【原料】黄精、玉竹各20g。

【制作】将黄精、玉竹洗净，晒干，切片，放入砂锅，加水煎成稠汁约300mL。

【功效】益气养阴，生津降糖。

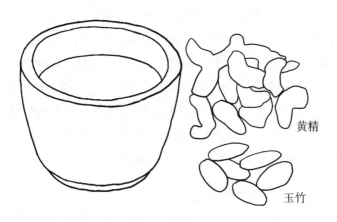

黄精

玉竹

5. 二冬润肺消渴茶

【原料】麦冬、天冬各10g。

【制作】将麦冬、天冬分别洗净，切成片，晒干或阴干，分成2份，混合后包好备用。

【功效】养阴润肺，降血糖。

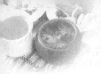

6. 麦冬生地消渴茶

【原料】麦冬、生地黄各 10g，黄连 2g。

【制作】将麦冬、生地黄分别洗净，切成片，与黄连同入大茶杯中，以刚开的水冲泡，加盖闷 20min 即可饮用。

【功效】清热除烦，消渴降糖。

7. 葛根玉泉茶

【原料】葛根 36g，天花粉、麦冬各 15g，乌梅 10g。

【制作】将乌梅砸碎，与洗净切碎的葛根、天花粉、麦冬同入砂锅。加足量清水，中火煎煮 20min，过滤去渣，取汁约 2000mL。

【功效】生津止渴，降血糖。对中老年糖尿病患者尤为适宜。

8. 黄精麦冬玉米须茶

【原料】黄精 10g，麦冬 15g，玉米须 30g。

【制作】将玉米须洗净，切碎后装入纱布袋中，扎口，备用。黄精、麦冬分别洗净后切成片，与玉米须袋同入砂锅，加足量清水，中火煎煮 20min，取出药袋即成。

【功效】养阴生津，解毒泄热，降糖降压。对中老年糖尿病患者伴发原发性高血压者尤为适宜，对糖尿病兼有暑热或邪热伤及肺胃、津液耗伤等症者，也有较好的治疗效果。

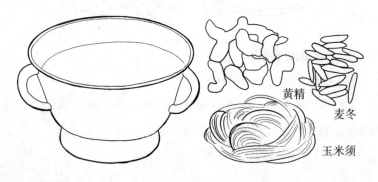

黄精

麦冬

玉米须

9. 知母花粉五味茶

【原料】知母、天花粉各10g，五味子5g，黄芪20g。

【制作】将知母、天花粉、五味子、黄芪分别洗净，晒干或烘干后共研成粗末，装入绵纸袋中（每袋22.5g）挂线封口，备用。

【功效】养阴除烦，生津止渴，降血糖。主治燥热伤肺、胃燥津伤、肾阴亏虚型糖尿病。

10. 麦冬乌梅止渴茶

【原料】麦冬15g，乌梅6枚。

【制作】将麦冬、乌梅分别洗净，麦冬切碎后与乌梅同入砂锅，加足量水，中火煎煮20min，过滤，取煎液约2000mL。

【功效】生津止渴，养阴降糖。

11. 绞股蓝枸杞子茶

【原料】绞股蓝、枸杞子各15g。

【制作】将绞股蓝、枸杞子分别拣杂后洗净，晒干，放入大号茶杯中，用刚煮沸的水冲泡，加盖闷15min即可饮用。

【功效】益气养阴，生津止渴，降血糖。

12. 骨皮麦枣消渴茶

【原料】地骨皮、麦冬各15g，红枣6枚。

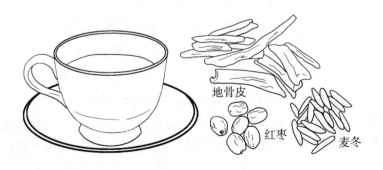

地骨皮　红枣　麦冬

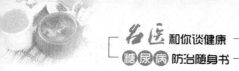

【制作】将地骨皮、麦冬、红枣分别洗净，红枣去核，一起晒干或烘干后共研为粗末，一分为二，装入绵纸袋中，挂线封口，备用。

【功效】清热养阴，生津止渴，降血糖。主治胃燥津伤、燥热伤肺型糖尿病。

13. 扁豆花粉消渴茶

【原料】白扁豆30g，天花粉、黄芪各20g。

【制作】将白扁豆、天花粉、黄芪分别洗净，晒干或烘干，将白扁豆放入锅中，微火炒至焦黄，砸碎后与天花粉、黄芪共研成细末，一分为二，装入绵纸袋中，挂线封口，备用。

【功效】健脾和胃，益气养阴，降血糖。主治阴阳两虚型糖尿病，对中老年脾气不足、胃阴亏虚所致糖尿病者尤为适宜。

14. 葛麦五味消渴茶

【原料】葛根20g，麦冬、五味子、天花粉各10g。

【制作】将葛根、麦冬、五味子、天花粉分别洗净，晒干或烘干后共研成粗末，一分为二，装入绵纸袋中，挂线封口，备用。

【功效】生津止渴，降血糖。

15. 人参益胃消渴茶

【原料】生晒参1g，玉竹、麦冬各15g。

【制作】将生晒参洗净，晒干或烘干后研成极细末，备用。再将玉竹、麦冬分别洗净，晒干或烘干后共研成细末，与人参粉混合均匀，一分为二，装入绵纸袋中，挂线封口，备用。

【功效】滋阴益胃，生津止渴，降血糖。主治胃燥津伤、燥热伤肺、阴阳两虚型糖尿病，对中老年长期劳损过甚、形体羸瘦者尤为适宜。

16. 洋参生麦止渴茶

【原料】西洋参2g，生地黄20g，麦冬15g。

【制作】将西洋参洗净，晒干或烘干后研成极细末，备用。将生地黄、麦冬洗净，晒干或烘干后共研成细末，再与西洋参细末充分混合均匀，一分为二，装入绵纸袋中，挂线封口，备用。

【功效】益气养阴，生津止渴，降血糖。

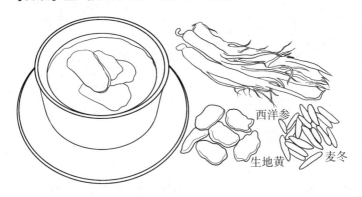

西洋参

生地黄　　麦冬

17. 洋参花粉消渴茶

【原料】西洋参2g，黄芪20g，天花粉10g，五味子10g。

【制作】将西洋参洗净，晒干或烘干后研成极细末，备用。将黄芪、天花粉、五味子洗净后晒干或烘干，共研成细末，与西洋参细末充分混合均匀，一分为二，装入绵纸袋中，挂线封口，备用，

【功效】益气生津，止渴降糖。主治阴阳两虚型糖尿病，对中老年气阴亏损、津液不足所致糖尿病者尤为适宜。

18. 人参生地黄饮

【原料】生晒参3g，生地黄30g。

【制作】将生晒参洗净，晒干或烘干后研成细粉备用。将生地黄洗净晒干后切成片，放入砂锅，加水足量，以中火煎成稠汁

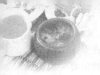

约300mL。

【功效】益气温阳，养阴清热，降血糖。

【主治】阴阳两虚型糖尿病。

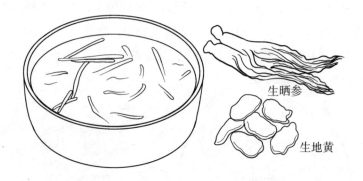

生晒参

生地黄

19. 黄连山药饮

【原料】黄连10g，山药200g。

【制作】将黄连洗净，晒干或烘干后切成薄片，放入纱布袋中并扎口，备用。将山药洗净，除去须根，连皮切成薄片，与黄连药袋同放入砂锅，加足量水以大火煮沸后，改用小火煨煮30min，取出药袋即成。

【功效】清热解毒，滋阴益气，降血糖。

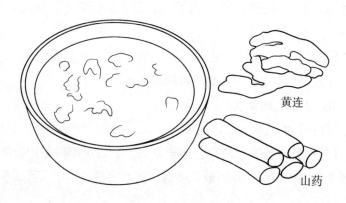

黄连

山药

【主治】肾阴亏虚、胃燥津伤以及燥热伤肺型糖尿病。

20. 生山药知母汁

【原料】生山药粉30g，天花粉、知母各15g，生鸡内金粉、五味子、葛粉各10g。

【制作】先将知母、五味子加水500mL，煎汁300mL，去渣，再将山药粉、葛粉、天花粉、鸡内金粉冷水调糊，趁药液沸滚时倒入搅拌为羹。每次服100mL，每日3次。

【功效】用于尿频、下肢水肿、清热降火等。

降糖药膳

1. 人参枸杞子粥

【原料】生晒参1g，枸杞子30g，粟米60g。

【制作】将生晒参洗净，晒干或烘干，研成极细末，备用。将枸杞子拣净以清水冲洗后，与淘净的粟米同入砂锅，加水适量，先用大火煮沸，再改用小火煨炖至粥稠，粥将成时调入生晒参细末，拌匀即成。

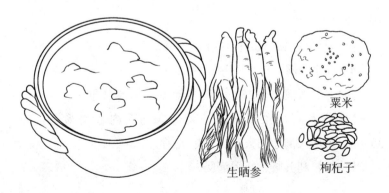

粟米

生晒参

枸杞子

【功效】大补元气，滋阴降糖。通治各类型糖尿病，对中老年糖尿病患者来说，运用人参防治有关病症时，需长期坚持服食方能奏效。唯需重视每天用量不宜超过1g，且以10天为1个疗程，即连续服粥10天后停服7~10天，再视病情需要来决定是否进行下1个疗程。

2. 西洋参粥

【原料】西洋参2g，天冬15g，粟米60g。

【制作】将西洋参、天冬洗净，晒干或烘干后共研成细末，备用。粟米淘洗干净后放入砂锅，加水适量，大火煮沸后改用小火煨煮至粟米花烂，粥呈稀黏状时，调入西洋参、天冬细末，拌匀，再煮至沸即成。

【功效】滋阴降火，补气益血，降血糖。通治各类型糖尿病，凡用人参不受其温补的中老年糖尿病患者均可用此粥疗方替代。

3. 麦冬生地粥

【原料】麦冬15g，生地黄20g，粟米60g。

【制作】将麦冬、生地黄分别拣杂，洗净，切成片或小段，备用。粟米淘洗干净后放入砂锅，加水适量，大火煮沸后用小火煨煮至粥稠，粥将成时加麦冬、生地黄，拌匀，再继续煨煮10min即成。

【功效】滋阴凉血，生津止渴，降血糖。

4. 菠菜根粥

【原料】鲜菠菜根250g，鸡内金10g，大米适量。

【制作】将菠菜根洗净，切碎，与鸡内金加水适量煎煮30min，再加入淘净的大米，煮烂成粥。

【功效】利五脏，止渴润肠。

5. 葛根粉粥

【原料】粳米100g，葛根30g。

【制作】将葛根洗净后，切成片，加清水磨成浆，沉淀后取淀粉，晒干备用。粳米淘净放入锅内，加清水适量，用武火烧沸后，转用文火煮，煮至米半熟，加葛根粉，再继续用文火煮至米烂成粥。

【功效】适合燥热伤肺型糖尿病，对伴发肥胖症、高脂血症等病者尤为适宜。

6. 薏苡仁冬瓜小米粥

【原料】薏苡仁30g，新鲜连皮冬瓜250g，小米60g。

【制作】将冬瓜洗净，冬瓜皮切成粗粒，放入纱布袋中，扎口备用。再将冬瓜肉及瓤切成1cm见方的小块，待用。将薏苡仁、小米淘洗干净，放入砂锅，加适量水，大火煮沸后加入冬瓜皮药袋及冬瓜小块，改用小火煨煮40min，取出冬瓜皮药袋，再煮至薏苡仁、小米熟烂后即成。

【功效】清热除烦，生津止渴，降血糖。

7. 葛根荔枝核羹

【原料】葛根、荔枝核各15g，山药50g。

【制作】将葛根、荔枝核、山药分别洗净，晒干或烘干后共研成细末，用温开水调和均匀呈稀糊状，入锅，用小火制成黏稠羹。

【功效】益气养阴，生津降糖。

8. 杞子猪腰汤

【原料】枸杞子20g，黄精15g，猪腰1只，调味品适量。

【制作】将猪腰洗净，剖开去臊腺，用清水冲洗后切成腰花片，放入碗中，用料酒、葱花、姜末、湿淀粉配成的汁液抓揉均

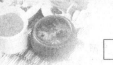
匀，备用。将枸杞子、黄精分别洗净，枸杞子用温开水浸泡片刻；黄精切成小片段，盛入碗中。炒锅置火上，加植物油，中火烧至六成热时放入葱花、姜末炒出香。加腰花片，急火炒，加料酒及清汤（或鸡汤）500mL，煮至沸时加枸杞子、黄精小片段以及精盐、味精、五香粉，小火再煮至沸，即成。

【功效】滋阴补肾，止渴明目，降血糖。

9. 黄芪山药胰片汤

【原料】黄芪20g，山药150g，天花粉、麦冬、生地黄各10g，猪胰1具，调味品适量。

【制作】将猪胰洗净，切成薄片，备用，将天花粉、麦冬、黄芪分别洗净，天花粉、黄芪切成片，麦冬切成小段，同放入纱布袋中扎口，待用。将山药、生地黄分别洗净，山药除去须根，切成薄片；生地黄切成片，与猪胰片同放入砂锅，加清水（或鸡汤）1000mL并加药袋，中火煮沸，烹入料酒，加葱花、姜末，改用小火煨煮30min，待猪胰熟烂后取出药袋，滤尽汁液再回入锅中，加精盐、味精、五香粉调味，再煮至沸即成。

【功效】滋阴补肾，止渴降糖。

10. 番薯叶花粉冬瓜汤

【原料】番薯叶100g，天花粉、黄芪各20g，冬瓜250g，植物油适量。

【制作】将冬瓜洗净，去瓤、子后，连皮切成小长方形块状，入锅以植物油煸透，装入碗中备用。番薯叶洗净，纵剖后横切成小片状，待用。黄芪、天花粉洗净后分别切成片，同放入纱布袋扎口，与冬瓜块同放入砂锅，加清水1500mL，大火煮沸，改用小火煨煮20min，待冬瓜熟烂后取出药袋，加新鲜番薯叶拌匀，小火再煮至沸即成。

【功效】清热解毒，利水消肿，降血糖。

11. 消渴汤

【原料】生猪胰子100g，生地黄、山药各30g，山芋肉、生黄芪各25g。

【制作】将山芋肉、生地黄、山药、生黄芪置于砂锅中，加水适量，浸泡1.5~2h后，用文火头煎40min后，用纱布滤取药液，再加入热水二煎30min，也滤取药液，将两次药液合并。将生猪胰子洗净，加入两次药液煮熟。

【功效】健脾益气，生津止渴。适合于治疗各型糖尿病患者。

12. 玉米须猪胰汤

【原料】玉米须30g，新鲜猪胰1具。

【制作】将猪胰洗净切块，放于砂锅中，玉米须剪碎撒于猪胰表面，加水适量，用文火炖煮30min即成。

【功效】滋阴润燥，清热止咳。适用于治疗各种类型糖尿病患者。

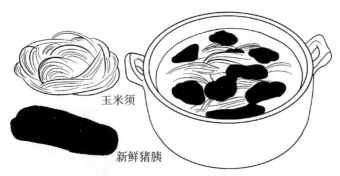

玉米须

新鲜猪胰

13. 猪胰汤

【原料】猪胰1个，生黄芪60g，薏苡仁30g，怀山药100g。

【制作】先将猪胰洗净，置于砂锅内，加水适量，煮15min。再将用纱布包着的薏苡仁、生黄芪、怀山药放入同煮60min即可食用。

【功效】益气健脾，润燥止渴。适用于治疗气阴两虚型糖尿病。

14. 枸杞杜仲鹌鹑汤

【原料】枸杞子30g，杜仲、黄芪各15g，鹌鹑1只，料酒适量。

【制作】将枸杞子、黄芪洗净，枸杞子用温水浸泡片刻，黄芪切成片，备用。杜仲洗净后切成片状，放入砂锅，加水浓煎2次，每次30min，再合并2次滤液，浓缩至100mL，待用。将鹌鹑宰杀，去毛、爪及内脏，洗净后与枸杞子、黄芪片同入锅，加清水适量，先用大火煮沸，烹入料酒，改用小火煨煮1h待鹌鹑肉熟透，接着加入杜仲浓缩液再煮至沸，即成。

【功效】补益肝肾，止渴降糖。

15. 黄精玉竹牛腱汤

【原料】黄精50g，牛腱100g，玉竹15g，生姜4片，调料适量。

【制作】将黄精、玉竹洗净；牛腱洗净，切开，用开水焯去膻味；将牛腱与黄精、玉竹、生姜同放入锅内，加清水适量，武

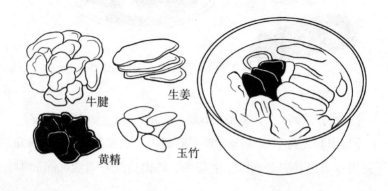

牛腱　生姜　黄精　玉竹

火煮沸后，改为文火煮2～3h，调味即可。

【功效】养心安神，健脾滋阴。适用于治疗病后体虚、气阴不足、失眠多梦、疲倦消渴者。

16. 粉葛鲮鱼汤

【原料】粉葛120g，鲮鱼1条（重约250g），生姜4片，蜜枣4枚，调料适量。

【制作】将粉葛洗净，去皮，切大块；蜜枣去核，备用。鲮鱼宰杀去鳞、鳃、内脏，洗净后沥干水。再起油锅，炒香姜，煎鲮鱼至表面微黄，取出，将粉葛、鲮鱼、姜、枣一起放入锅内，加清水适量，武火煮沸后，改为文火煮2h，调味即可。

【功效】生津止渴，健脾除湿。适用于治疗口渴、肢体倦怠、关节酸痛者。

17. 洋参鲫鱼汤

【原料】西洋参3g，黄精15g，鲫鱼300g，植物油、料酒各适量。

【制作】将鲫鱼宰杀，去鳃、鳞及内脏，洗净，入植物油锅稍煎，加料酒，烹炒出香，盛入大碗中，备用。将西洋参、黄精分别洗净，西洋参切成片；黄精切成小段或薄片；将炖锅置大火上，加清汤或清水1000mL，煮沸后，放入鲫鱼，改用小火煮30min，再加入洋参片及黄精段，拌匀即成。

【功效】清热消肿，生津止渴，降血糖。

【主治】燥热伤肺、胃燥津伤型糖尿病。中老年糖尿病患者于夏、秋季食用尤为适宜。

18. 黄芪甘薯叶泥鳅汤

【原料】泥鳅250g，甘薯叶120g，生黄芪50g，精盐、味精、五香粉、葱花、姜末各适量。

【制作】将泥鳅放入清水中静养3天后，以除去肠内泥污，再放入沸水锅中焯烫，然后投入砂锅，加清水适量备用；甘薯叶洗净，切成小片或小段；生黄芪洗净，放入纱布袋中，扎口备用。将砂锅加温，水沸后加葱花、姜末混合均匀，再加入生黄芪药袋，改为小火煨煮40min，待泥鳅熟烂，取出药袋再加入甘薯叶，加精盐、味精、五香粉，再煮沸数分钟即可。

【功效】补气健脾，养血和胃，降低血糖。适用于治疗1、2型糖尿病患者，尤其适用于气血双亏型1型糖尿病患者。

19. 黄芪川芎兔肉汤

【原料】生黄芪60g，川芎10g，兔肉250g，生姜、食盐、黄酒、味精各适量。

【制作】将黄芪、川芎洗净，用纱布包好，将兔肉切成薄片备用；将上述各种原料放入锅中用水煮熟，然后用文火煨2～3h，即成。

【功效】益气活血，通络利水。适用于治疗糖尿病患者并发中风，症见半身不遂、言语不畅、口㖞眼斜、舌质暗淡、脉细涩者。

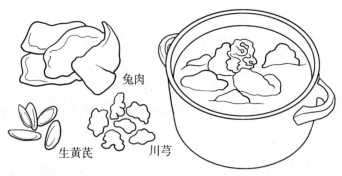

兔肉

生黄芪　　川芎

20. 蕹菜玉米须汤

【原料】玉米须100g，蕹菜根180g。

【制作】将玉米须和蕹菜根分别洗净，并将玉米须和蕹菜根切成小段；再将两者放入砂锅，加清水2500mL，用文火煨煮30min即成。

【功效】生津止渴，清热解毒，降血压，降血糖。适于治疗各种类型糖尿病，尤其适于糖尿病合并高血压或糖尿病证属燥热伤肺或胃燥津伤型。

21. 黄精面

【原料】黄精15g，香干50g，莜麦挂面100g，调味品适量。

【制作】将黄精、香干分别洗净，切成绿豆大样的小颗粒，备用。炒锅置火上，加植物油，大火烧至六成热时，投入葱花、姜末，煸炒出香，加黄精、香干小颗粒，加鸡汤（或清汤）300～400mL，并加酱油、大蒜末、精盐、味精各适量，拌和均匀，盛入大碗内，作汤料。烧锅置火上，加清水煮沸，下莜麦挂面，大火煨煮片刻，适时加些清水拌和，待挂面煮至熟透后捞起，放入汤料碗内，搅拌均匀即成。

【功效】滋阴补血，止渴降糖，对中老年阴虚燥热所致的糖尿病患者尤为适宜。

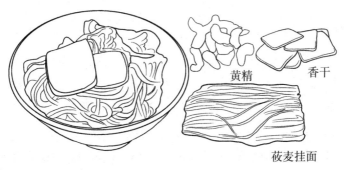

黄精　　香干

莜麦挂面

22. 杞子花粉南瓜饭

【原料】枸杞子30g，天花粉15g，青嫩南瓜250g，粳米60g。

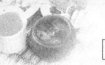

【制作】将天花粉洗净，晒干或烘干，研成极细末，备用。将枸杞子拣杂后洗净；南瓜洗净去外皮，切成1cm见方的颗粒放入碗中，粳米淘净，与枸杞子、青嫩南瓜丁、天花粉细末同放入电饭煲内，加煮沸的开水适量，搅拌均匀，煮熟即成。

【功效】清热生津，补肾明目，降血糖。

23. 玉竹蒸海参

【原料】玉竹、天冬各15g，水发海参50g，火腿肉25g，香菇15g，精盐、酱油各少许，鸡汤适量。

【制作】将水发海参洗净后剖成数段，切成长丝状；火腿肉切成薄片；玉竹、天冬洗净后也分别切成薄片；香菇用温水泡发，洗净后切成细条状。将海参装入蒸盆内，抹上精盐、酱油少许，将香菇条及玉竹、天冬片分放在海参四周，火腿片盖在上面，在海参周围顺序码放，加鸡汤适量，上笼屉，用大火蒸45min即成。

【功效】滋补肝肾，润燥止渴，降血糖。

24. 黄精山药炖猪肘

【原料】黄精15g，山药30g，猪肘1只（约500g），调味品适量。

【制作】将黄精、山药洗净，并用温水润透，分别切成片，放入碗中，备用，将猪肘刮去残毛，洗净，放入沸水锅中烫透，取出后别去骨头，待用。取一大碗，加入料酒、葱花、姜末、精盐、酱油并拌匀，再将猪肘放入，揉抹均匀，腌渍30min炖锅置火上，加清水（或清汤）2000mL，将腌渍过的猪肘放入，加黄精、山药片，先用大火煮沸，再改用小火煨炖1h，待猪肘透烂，加精盐、味精、五香粉各适量，再煮至沸，即成。

【功效】滋阴补血，止渴降糖。

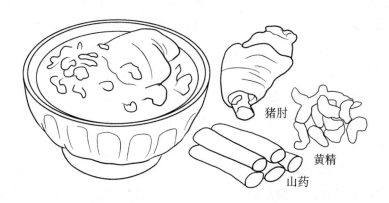

猪肘

黄精

山药

25. 党参葛根蒸鳗鱼

【原料】党参、黄芪各 15g，葛根 30g，鳗鱼 1 条（约 500g），调味品各适量。

【制作】将鳗鱼洗净，去内脏及鳃板，备用。党参、黄芪、葛根分别洗净，切成片，待用。将鳗鱼放在蒸盆内，用由葱花、姜末、酱油、料酒等调配好的汁液均匀揉抹在鳗鱼体表及腹内，腌渍 30min，然后将党参、黄芪、葛根片均匀放在鳗鱼体表及四周，加入清汤（或鸡汤）250mL，将蒸盆置笼屉内，用大火蒸 25min 即成。取出后，加精盐、味精各少许调味。

【功效】滋阴补气，止渴降糖。

【主治】各种类型的糖尿病。

26. 玄参炖猪肝

【原料】玄参 30g，猪肝 450g，植物油、生姜片、大葱丝、酱油、黄酒、水豆粉各适量。

【制作】将玄参洗净，切成薄片，装入纱布袋内扎紧备用。把猪肝与玄参一起放入砂锅内，加水适量，煮 1h，捞出，切成薄片备用。将炒锅烧热，加入植物油适量，待油烧至六成热时，放

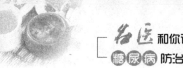

入生姜片、大葱丝炒煸后，再放入猪肝片，烹酱油、黄酒少许，兑入原汤少许，收汁，勾入水豆粉，汤汁透明即成。

【功效】养阴益肝，清肝明目。适用于治疗老年糖尿病，症见两目干涩、口舌干燥、心烦口渴、视物昏花者。

27. 肉苁蓉炖羊肾

【原料】肉苁蓉 30g，羊肾 1 对，食盐、味精、白糖、葱、姜、蒜等适量。

【制作】将肉苁蓉用冷水快速冲淋后，放入锅内，加水适量，煎煮两次，得煎液。将羊肾剖开，去除筋膜臊腺，放入锅内，加入肉苁蓉药液。将锅置于旺火上，烧沸后，改用小火煮至羊肾熟烂，加入调味品即可。

【功效】补肾益精，壮阳强身。适用于 1 型糖尿病肾阴亏虚者。

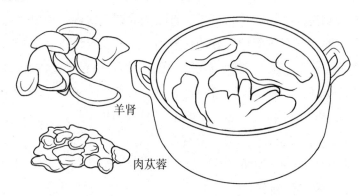

羊肾

肉苁蓉

28. 天麻炖鱼头

【原料】天麻 45g，川芎 15g，茯苓 30g，生黄芪 50g，鲜鲤鱼 1 尾（重约 750g），葱、生姜、黄豆粉、清汤、食盐、味精、白糖、芝麻油各适量。

【制作】将鲜活鲤鱼一条宰杀，去除鱼鳞、鳃和内脏，洗净备用。将川芎、茯苓、生黄芪切成片，用第二次米泔水浸泡，再加入天麻泡4~6h，捞出天麻置米饭上蒸透，切成片待用。将蒸好的天麻片放入鱼头和鱼腹中，置盆内，然后放入葱、生姜，加入适量清水后，上笼蒸大约半小时。鱼蒸好后，拣去大葱和生姜，另用黄豆粉、清汤、食盐、味精、白糖等烧开勾芡，将芝麻油烧开勾芡，浇在天麻、鱼身上即成。

【功效】平肝息风，行气活血。适用于治疗1型糖尿病合并高血压、卒中者。症属肝肾不足、肝阳上亢、气滞血瘀，症见口渴口干，肢体麻木，两眼干涩，头痛头晕。

29. 党参葛根蒸鳝鱼

【原料】党参、葛根各15g，黄鳝2尾，高汤300mL。葱、姜、食盐、绍酒、酱油各适量。

【制作】先把姜、葱、党参切成片儿，再将已经处理干净的黄鳝切成段儿，将它们连同葛根一起放入碗中。再加入食盐、绍酒、酱油拌匀腌制30min。加入高汤300mL，放入蒸锅用大火蒸25min即可。

【功效】滋阴补气。

30. 枸杞肉丝

【原料】枸杞子100g，猪瘦肉500g，青笋、猪油各100g。食盐、白糖、味精、料酒、酱油、香油各适量。

【制作】将猪瘦肉洗净，切成5cm长的丝；青笋也切成同样长的丝；枸杞子洗净待用。将炒锅加猪油烧热，再将肉丝、笋丝同时下锅，烹入料酒，加入白糖、酱油、食盐、味精搅匀，放入枸杞子，翻炒几下，淋入香油，炒熟即可。

【功效】滋阴补肾，降胆固醇、降血糖的作用。

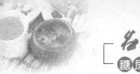
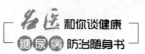

|第七章|
糖尿病的其他疗法

针灸疗法

　　针灸治疗糖尿病具有取穴方便、操作简单和无副作用的优点。自20世纪80年代以来，糖尿病针灸治疗的临床应用和基础研究均已取得了很大的进展。糖尿病是以多食、多饮、多尿、形体消瘦、体倦乏力或尿有甜味为特征的一种疾病。它相当于中医书中的消渴。《灵枢·五变》篇说："五脏皆柔弱者，善病消瘅。"指出了五脏虚弱是发生消渴的主要因素。

　　近代医家在临床实践的基础上，根据本病的"三多"症状的孰轻孰重主次，把本病分为上、中、下三消，如《证治准绳·消瘅》篇说："渴而多饮为上消（经谓膈消）；消谷善饥为中消（经谓消中）；渴而便数有膏为下消（经谓肾消）。"从而更好地指导临床辨证施治，但在治疗上不宜绝对划分，因虽有三消之分，但其病机性质则一，均与肺、脾（胃）、肾有密切关系。本病主要由于素体阴虚、饮食不节，复因情志失调，劳欲过度所致。

1. 上消

以多饮为主症。

【主穴】肺俞、脾俞、胰俞、肾俞、足三里、三阴交、太溪、意舍、承浆。

【配穴】口干重者，加膈俞、鱼际；多食善负消瘦者，加胃俞、中脘；多尿者，加关元、水道。

【手法】以针刺得气为指标。也可平补平泻，缓慢捻转，轻轻刺激，每日一次，10天为一疗程。

2. 中消

以多食易饥为主症。

【主穴】脾俞、膈俞、关元、水道、胃俞。

【配穴】烦躁者加肺俞、承浆；乏力、懒言腹胀者，加胃俞、三阴交、阳陵泉、足三里。

【手法】针时左右提插捻转，以得气为度，每日一次，10天为一疗程。

3. 下消

以多尿为主症。

【主穴】肾俞、胰俞、肝俞、太溪、太冲、三阴交。

【配穴】多食、消瘦者，加胃俞、足三里；口干口渴者，加复溜、承浆、合谷。

【手法】轻轻捻转，以得气为度，每日一次，10天为一疗程。

4. 并发症取穴

（1）头晕、头痛者，加百会、太阳。

（2）心悸气短者，加心俞、内关。

（3）腰酸腹痛，加委中。

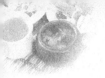
（4）头晕、眼花，加太阳、风池、天柱。

（5）下肢疼痛，加太阳、曲泉、足三里、阴陵泉、阳陵泉。

（6）遗精、阳痿，加关元。

在进行针灸治疗的同时应注意：

（1）针灸治疗消渴，对于早期、中期患者及轻型患者，效果较好，对病程长、病重者应配合药物治疗。

（2）本病多有病根，难以速愈，针灸治疗疗程要长，临床疗效明显提高。

（3）饮食疗法以及饮食控制是消渴治疗的关键措施之一。正如古人所云消渴"治之愈否，属在病者，若能如方节慎，旬月可疗，不自爱惜，死不旋踵，其所慎有三：一饮酒，二房室，三卤食及面。"所以针灸疗法必须与饮食控制及饮食疗法配合，在针灸同时，给患者定出合适的食谱、食量。

（4）消渴病由于肌肤焦枯，一旦受损，易发痈疽。近代有些书中，提出消渴患者少用针灸治疗之说。验之临床可见，消渴并非不能针灸，而只要消毒严格，取穴少而精，灸疗不要出现灸疮，则可避免针灸引起痈疽发生。

（5）保持身心健康，避免五志过极、忧思久虑，适当进行体育锻炼。

推拿疗法

糖尿病是一种全身性疾病，容易导致心、脑、肾、眼、皮肤及神经的并发症，推拿可起到增强心脏功能，扩张冠状动脉，增加血流量，促进血氧和营养物质的吸收，使心脏得到充分的营养，防止血管堵塞等作用；推拿还可调节神经功能，改善大脑皮质的兴奋和抑制过程，解除大脑的紧张和疲劳；自我推拿还可加速血液循环，促使新陈代谢旺盛，改善肺活量，提高人体的自身免疫功能，从而防止或减少糖尿病并发症的发生。用手推拿、刺激体表一定的腧穴，继而通过经络传导可以调节胰岛素和肾上腺素的分泌功能，提高葡萄糖的利用率而降低血糖值，达到防治糖尿病的目的。

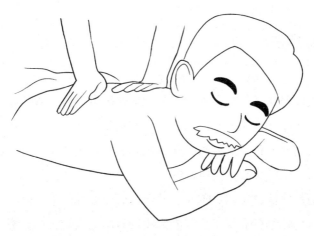

祖国医学以烦渴多饮为上消，上消又以渴为主要临床表现，其他临床表现有大渴引饮，随饮随渴，舌边尖红，舌苔薄黄，脉洪数或滑数；其病变主要责之于肺；治法主要是清热润肺，生津止渴；可取少商、合谷、带脉、承浆、然谷、隐白、肺俞、心俞、胃俞、第八椎下、劳宫、公孙等穴。中消以多食善饥为主，饮食倍增，不为肌肤，日渐疲乏消瘦，舌红苔黄，脉弦数或滑数有力；其病变主要责之于脾胃；治法宜清胃泻火佐以保津养阳；可取百会、中脘、日月、关元、心俞、胃俞、脾俞、足三里、三阴交、阳池等穴。下消主要以尿频量多，尿如脂如膏，面黑耳

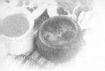
焦，腰酸腿软，甚至出现勃起功能障碍，舌红少苔或见花剥苔，脉细数为特征，这是阴虚火旺之象；其病主要责于肾；治法宜滋阴补肾，生津消热；可取章门、小肠俞、肾俞、中极、水沟、兑端、三焦俞、中渚、三阴交、内分泌（耳）、神门、横骨等穴。

糖尿病的推拿治疗方法较多，一般应根据不同的穴位施用不同手法，先从点法、捻法开始，然后以揉法、振法、一指禅推法结束。一般来说，先轻后重，每次10～20min，早、晚各1次。

泡脚疗法

人体经络学认为，人的五脏六腑在脚上都有相应的投影，脚上的几十个穴位都与五脏六腑有着密切的关系，用热水洗脚可使脚上的这些穴位受到刺激，从而起到类似针灸的作用，可促进气血运行，颐养身心，祛病强体。

泡足疗法就是用60℃左右的热水或同温度的中草药汤液浸浴双脚，以达到祛病健身、颐养天年的目的。实践表明，泡足疗法可防治感冒、过敏性哮喘、神经衰弱、高血压、糖尿病、胃肠病、更年期综合征、风湿性关节炎、静脉炎、脉管炎、坐骨神经痛、耳鸣、疟疾等病症，尤其是对中老年人的动脉硬化、血脂增高、血管病变、末梢循环障碍、末梢神经感觉迟钝、抵抗力下降等有较好辅助疗效。因此，每次足浴以恒温水浸没足踝之上，浸浴时间需20～30min，期间应频频加兑热水以保持温度，特别要注意的是，必须持之以恒，坚持不辍，唯此方能产生预期效果。

睡前用热水泡脚对人体十分有益，但对糖友来说，热水泡脚比一般人更为讲究，体现在"五不要"：

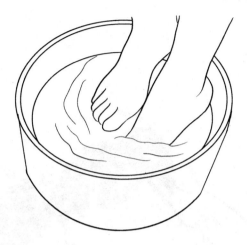

1. 水温不要超过40℃。糖友在泡脚前一定要先让家人测测水温，如果家人不在身边，可以用温度计来监测水温，目前市面售卖的电子泡脚盆大多是有水温标示的，糖友要把水温控制在40℃以下，切勿热水一端上来就急不可耐地泡脚，否则，正常人感觉很烫的水，糖友由于末梢神经病变温度感知力下降，泡着却感觉温度很舒适，以致容易出现烫伤现象。

2. 泡脚时间每次不要超过20min。一般人喜欢长时间地泡脚，双脚泡得通红，全身微微汗出，糖友泡脚则不能时间过长，因其皮肤脆性较大，长时间热水浸泡后容易脱皮，易引发皮肤感染。

3. 有伤不要泡脚。糖友脚部皮肤出现外伤、破裂时不要泡脚，否则也易导致皮肤感染而发生严重的后果。

4. 不要使用机械按摩。不要使用电子泡脚盆的按摩功能，以免齿轮类的按摩器具损伤糖友的皮肤。

5. 用中药泡脚时不要用铝质等金属盆。因金属盆中的化学成分不稳定，容易与中药中的鞣酸发生反应，生成有害物质。

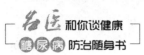

蚂蚁疗法

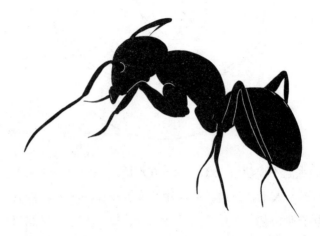

糖尿病的糖代谢紊乱是衰老（肾亏）的一种形式，而发生糖尿病的主要病因正是肾亏。蚂蚁是传统的补肾强壮药，近代科学分析证明，蚂蚁好似一座微型动物营养宝库，含有多种人体所必需的微量元素、氨基酸及多种维生素，可调节内分泌、增强代谢、激发胰岛β细胞功能，提高胰岛素的活性和抑制胰岛素抗体的产生。蚂蚁还具有一定的免疫双相调节作用，能促进抑制细胞（Ts）活化，抑制对人体有害的抗体产生，以及提高血清过氧化物歧化酶、谷胱甘肽过氧化物酶的活性，具有明显的清除"自由基"、保护细胞脂质层和增加细胞膜通透性的良好作用。

蚂蚁体内的锌含量极为丰富，而锌在体内是碳酸酐酶、脱氧核糖核酸聚合酶、肽酶、磷酸酶等百余种酶的重要组成部分和激活剂，锌通过调节这些酶的活性，参与和控制糖、脂类、蛋白

170

质、核酸和维生素的代谢，争夺硫醇以抑制自由基反应。锌在胰岛素中还起稳定结构的作用，缺锌后其稳定性下降，容易变性。此外，由胰岛素原降解成胰岛素时需要胰蛋白酶和羧肽酶β的催化，而这一过程也需要锌来进行激活。实验表明，在缺锌大鼠的体内，该酶活性比正常值低50%，故缺锌时体内的胰岛素原转变成胰岛素的趋势下降，糖尿病患者体内的锌含量大多明显下降，而从蚂蚁补锌的角度看，锌可以激活胰岛素原转变成胰岛素，从而控制和改善糖尿病的症状。

下面简单介绍几种常用的验方：

1. 通用方

【配方】蚂蚁60g，白参、黄芪、天花粉各10g，玄参、丹参各5g。

【制法】将上述材料一同烘干，粉碎，过100目筛即成。烘烤蚂蚁的温度不能过高，烘烤时间也不宜过久，切忌因烘焦而失去动物活性物质，从而影响疗效。每日1剂，水煎，分早、晚2次服。

【功效】养阴补气，生津润燥，补肾健脾。

【主治】2型糖尿病及辅助治疗1型糖尿病。

2. 阴虚燥热型糖尿病方

【证候】口干舌燥，烦渴多饮，尿频量多，多食易饥，大便秘结，疲乏，消瘦，舌红或绛，苔黄或薄黄少津，脉弦滑或弦数。

【配方】蚂蚁50g，生石膏30g，知母、甘草各10g，生地、熟地、天冬、麦冬、天花粉、玉竹、沙参各15g。

【用法】每日1剂，水煎，分早、晚2次服。

【功效】滋阴清热，生津止渴。

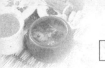

3. 气阴两虚型糖尿病方

【证候】口干，疲倦乏力，腰及下肢酸软，头昏耳鸣，面容憔悴，舌红苔燥，脉弦细。

【配方】蚂蚁50g，黄芪30g，山药25g，玉竹、生地、枸杞子、天冬、玄参各20g，菟丝子、女贞子、生晒参各15g。

【功效】益气，滋阴补肾。

4. 肾虚血瘀型糖尿病方

【证候】口渴不欲饮，消谷善饥。头晕耳鸣，眼目昏花，尿频量多，肢体疼痛麻木，舌有瘀斑，苔少，脉沉涩。

【配方】蚂蚁50g，黄精、柴胡、葛根、白芍、木香、川芎、桃仁、红花各10g，生地、赤芍各20g，当归15g。

【用法】每日1剂，水煎，分早、晚2次服。

【功效】补肾益气，疏肝活血。

5. 阴阳两虚型糖尿病方

【证候】面色苍白无华，形体消瘦，口干而渴，形寒肢冷，腰酸耳鸣，心烦失眠，尿频短少，舌淡，苔白滑，脉沉细。

【配方】蚂蚁50g，熟地、黄芪各25g，山茱萸肉、天花粉、女贞子、怀山药各20g，丹皮10g，茯苓、泽泻各15g，制附子、肉桂各2g。

【用法】每日1剂，水煎，分早、晚2次服。

【功效】温阳育阴。

刮痧疗法

刮痧疗法是祖国传统医学宝库中的一个重要组成部分，是一种独特的自然疗法。它疗效明显，操作简便，安全易学。它可以疏通机体经络气血，使体内邪气通过经络排出体外，达到通畅气血，平衡阴阳，治疗疾病之目的。刮痧疗法以中医经络学说为理论基础。通过刮拭皮肤的经络穴位为治疗疾病的手段，对某些疾病有显著疗效。这些疾病包括哮喘、头痛、便秘、原发性高血压、眩晕、糖尿病、甲状腺疾病、肝炎等，这些疾病也就是刮痧疗法的主要适应证。

【常用穴位】

刮痧疗法治疗糖尿病常用的穴位有中脘、气海、脾俞、三焦俞、肾俞、曲池、合谷、足三里、三阴交、水分、关元、阳池。

【刮拭方法】

（1）刮拭上肢，用平补平泻法缓慢刮拭上肢曲池、合谷、阳池三穴，并且在曲池、合谷两穴处，用刮板棱角点按刮拭，至酸、胀、红、热，并轻微出痧。

（2）用补法刮拭下肢小腿前方足三里穴、内侧三阴交穴。刮拭至胀、热和微微出痧为度。

（3）刮拭腹部用平补平泻法缓慢刮拭上腹部中脘和水分两穴。要拉长刮拭，至酸、胀、热，并轻微出痧为宜。

（4）用补法刮拭下腹部气海和关元两穴位。先轻缓刮拭，再稍用力刮拭，至酸、胀、热感出现，轻微出痧为宜。

（5）在刮拭背部时，先用补法刮拭背部大椎穴及两侧膀胱经上的肺俞、肝俞、脾俞、肾俞、三焦俞和命门等穴，再稍强用力刮拭这些穴位，至红、热出痧为度。

【基本手法】

（1）补法。

补法是刮痧疗法治疗糖尿病的基本手法，也是常用手法。

其特点是：刮拭时按压力度小，速度慢，能激发人体正气，并使机体低下的功能恢复旺盛，用于治疗体质稍差的1型糖尿病患者。

（2）平补平泻法。

平补平泻法，也叫平刮法，又细分为3种刮拭手法：①按压力度大，速度慢。②按压力度小，速度快。③按压力度中等，速度适中。其中第三种手法常用于正常人保健或体质较好的1型糖尿病患者。

刮痧疗法对治疗1型糖尿病患者有较好疗效，配合运动疗法和饮食疗法效果更好。在进行刮痧疗法时，要注意改善生活环境，稳定自身情绪，保持心境平静。最好能坚持每天晚上临睡前用温开水洗足，并且用刮痧板从前往后刮拭双足底中心部位3～5min，如能坚持，可获良效。每5～7天刮拭一次背部，以在第八、九胸椎旁的胰俞奇穴以及心俞、肾俞穴为重点刮拭穴位，对防治1型糖尿病患者的心、脑、肾并发症大有益处。

艾灸疗法

所谓艾灸疗法（也叫灸法）是指用艾绒或艾炷在体表的某些穴位上烧灼、温熨，使得艾火的温和热力及药物的作用，通过经络的传导在人体产生温经散寒、活血通络、消瘀散结的功效。能明显升高人体红细胞、白细胞。对血糖、血钙有调节作用，对人体心血管、消化、呼吸、神经、内分泌等系统有良好的调整作用。对人体有防病保健及增强体质、延年益寿作用。艾灸疗法可用来治疗糖尿病。近年来，动物实验也证明，艾灸可降低血糖，是治疗糖尿病的一种切实可行的有效自然疗法。

【常用穴位】

艾灸疗法治疗糖尿病常用的穴位有足三里、中脘、气海、关元、肺俞、肾俞、膈俞、大椎、肝俞、脊中、肾俞、命门、脾俞、身柱、华盖、梁门、行间、中极、腹哀。

上消证，加灸内关、鱼际、少府穴；中消证，加灸脾俞、大都穴；下消证，加灸涌泉、然谷穴。

【艾灸方法】

用艾炷直径为 1.3~1.5cm，高 1.8~2.5cm，重约 0.6g，鲜姜片直径 2cm、厚 3~4mm，取穴：第一组：足三里、中脘。第二组：气海、关元、肺俞。第三组：肾俞、膈俞。第四组：大椎、肝俞。第五组：脊中、肾俞。第六组：命门、脾俞。第七组：身柱、华盖、梁门。第八组：行间、中极、腹哀。以上述 8 组主穴轮流进行隔姜灸。每次应用 1 组主穴，配穴随症加减。每穴灸 10~15 壮，隔日灸 1 次，15 次为一疗程，一般连用 2 个疗程。

拔罐疗法

拔罐疗法又叫负压疗法，是利用罐为工具，用燃烧抽气、蒸汽等办法，造成罐内负压，使罐吸附于有关穴位，产生温热刺激以达到治疗疾病的目的。

拔罐疗法治疗糖尿病的机制为：罐具吸拔有关穴位，在穴位上产生温热刺激，这种适度的良性刺激可以疏通经络，宣通气血，协调脏腑功能，促进机体功能恢复，使疾病逐渐痊愈。

拔罐疗法主要适用于病程较短，病情较轻的1型糖尿病患者，对降低空腹血糖有明显效果。配合饮食疗法和运动疗法，则效果更佳，但要注意在进行拔罐治疗时千万不要将皮肤烫伤或弄破损，以免发生感染。糖尿病患者忌皮肤感染，当糖尿病合并高热、血小板减少、血友病、身体衰竭、白血病、全身性水肿、肺结核、皮肤病、过度疲劳、过饥过饱时，以及孕妇的腰骶部和腹部等应该禁止使用拔罐疗法。在进行拔罐治疗时要注意仔细观察糖尿病患者的反应，发现异常情况要随时处理。如果患者感觉拔罐的部位出现发热、发酸、发紧，或有凉气外出，温暖舒适则为正常得气现象。如果出现头晕、恶心、面色苍白，甚者四肢厥冷、脉细数等情况时，要立即取下罐具，让患者去枕平卧，一般静卧片刻即可好转，重者可吸氧。

方法一

【取穴】阳池（双）、华佗夹脊。

【方法】采用梅花针叩刺后拔罐法。先以梅花针叩刺阳池，随即拔留罐15～20min。再在华佗夹脊从上至下轻叩3～5遍（以不见血为度）。然后在应拔部位和罐口涂以液体石蜡。走罐至皮肤潮红为度。每日或隔日1次，10次为一疗程。

方法二

【取穴】天枢、阳池、肾俞、三焦俞。上消配肺俞、太渊、金津、玉液（后2穴均点刺出血）；中消配脾俞、胃俞、曲池；下消配关元、大肠俞、太溪。

【方法】采用单纯拔罐法或水罐法。留罐15～20min。每日或隔日1次，10次为一疗程。

方法三

【取穴】肺俞、脾俞、三焦俞、肾俞、足三里、三阴交、太溪。

【方法】采用单纯火罐法吸拔上述穴位，留10min，每日1次。或采用背部俞穴走罐，先在肺俞至肾俞段涂抹润滑剂，然后走罐至皮肤潮红或皮肤出现瘀点为止，隔日1次。

方法四

【取穴】脾俞、胰俞（第8胸椎棘突下旁开1.5寸）、膈俞、足三里。上消配肺俞、大椎；中消配胃俞、曲池；下消配肾俞、关元、复溜。

【方法】采用单纯拔罐法或梅花针叩刺后拔罐法、针刺后拔罐法。均留罐10～15min。隔日1次，10次为一疗程。

方法五

【取穴】肾俞、肺俞、胃俞、大肠俞、阳池。

【方法】采用单纯拔罐法。每次选用一侧穴，留罐15～20min，或用药罐法。每日1次，10次为一疗程。

磁疗法

磁疗法是将磁场作用于腧穴从而治疗疾病的一种方法。其中应用较多的是腧穴贴磁法，此外，还有饮用磁处理水、利用磁铁产生的交变磁场、脉冲磁场来治病等。

磁疗法的取穴方法与针灸疗法相同，但它会根据穴位的深浅而采用不同磁场强度的磁块。针刺讲补泻手法，磁块则是北极主补，南极主泻。磁场作为一种物理刺激作用于机体时，会通过经络传导或神经反射作用来调节脏腑的功能，从而平衡气血之间的关系。疾病的发生与生物电磁过程密切相关。给予穴位一定强度

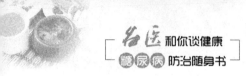

的磁能后，可以防止由于各种不利因素对人体电磁过程产生的干扰与破坏，使其欲趋于平衡，达到治疗保健之目的。磁块使人体产生微电流，再通过刺激神经末梢产生反射作用，从而调整神经功能，同时平衡细胞内外的离子浓度而发生治疗作用。促进人体内酶的活性，改善机体的新陈代谢功能。同时还可提高机体的免疫功能，改善循环状态。

总之，磁疗能改善胰腺的血液供应，调整机体的新陈代谢，调整内分泌系统的功能，提高胰岛素分泌的水平。

静磁疗法就是利用磁片或直流电产生的恒定磁场作用于人体的穴位或是患病部位来给予治疗的一种方法。磁片是临床上常用的器械。

依据利用磁片方法的不同，又可分为以下几种具体的操作方法：

1. 直接贴敷疗法

直接贴敷疗法是以胶布或伤湿膏将磁片固定在治疗部位，操作方法是用胶布条做"十"字形固定穴位。贴敷时一般选用患区或邻近穴位，有时也可选用远隔的穴位或循经取穴。贴敷用的磁片一般直径为 0.5~1cm 的圆形磁片，也可用方形或不规则形磁片。病变范围较大时，可选用较大面积的磁片直接贴敷疗法又可分为并置贴敷法、对置贴敷法、埋藏法以及磁片阵法。

2. 间接贴敷疗法

间接贴敷疗法是磁片不直接接触皮肤而被安放在衣服、鞋袜、布袋等日用品里面。此种方法多用于皮肤对胶布过敏、不便直接贴敷的部位以及需要磁疗时间较长者。

3. 磁极板疗法

利用磁极板进行治疗可在不增加磁片数量的条件下进行，

这样既扩大了治疗面积，又加深了作用的强度，从而增强了磁效应，达到了提高疗效的目的，这是使用磁片治疗的一种好方法。

磁极板的使用也分为直接贴敷疗法和间接贴敷疗法，但因其体积大，故应以间接贴敷疗法为主，最好用自制的专用磁疗带，不要固定在日常用品上。

4. 耳磁疗法

耳磁疗法是中医的传统疗法之一，即用磁性材料代替针灸来刺激耳穴，这是中西医结合的一种新疗法——它包括了对耳穴的刺激作用、磁场的作用、机械的按压作用，因此这种耳磁疗法比一般的针刺耳穴疗法的疗效要好。

常用的磁性材料有磁场强度为0.1T左右的小磁片（直径为3mm）或磁场强度为0.02~0.05T的磁片（直径为2mm左右）两种，以小块胶布贴在耳穴上即可。每次每侧选用2~4个穴位，持续贴敷，15~30天为一疗程，隔7~10天更换一侧耳穴，也有人隔一天就换一侧耳穴。

5. 医用磁水器

目前在市场上有很多种磁水器，与个人用磁水杯的基本构造相似。可分为两大类：第一类是将2个磁片粘贴在磁水杯的杯盖和杯底部；第二类是将2~4个磁片粘贴在磁水杯的四壁上。磁水杯本身是由陶器或是泥坯制成的，外面用塑料壳装饰。

糖尿病常用的磁疗法有：（1）贴敷法。取直径1cm的磁片贴敷在膈俞、脾俞、肾俞、肺俞、足三里、太溪、少商、鱼际、胃俞、关元、复溜、涌泉等穴位，每次选3~4对穴位，一周交换1次穴位。最好自制一条磁腰带和磁腿带。（2）磁处理水疗法。每天自然饮磁处理水1000~2000mL，次数不限。以磁水壶处理的

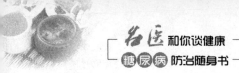

水效果最好。（3）耳磁疗法将磁珠或小磁片贴敷在双耳的内分泌、皮质下、交感、胰、肝、膀胱、肾、小肠等穴位，每次取双耳的2~3个穴位，每周交换1次。（4）磁极疗法。将两个磁极板自制成腰带围在腹部和腰背部。在此腰带所对应的左上腹部及腰背部各安置一个磁极板，这两个磁极板的极性最好相反，以增加磁场作用度。自制好后每天佩带24h，连续带20天为一疗程。之后应休息5天，身体条件允许时可继续下一疗程。

|第八章|
糖尿病的预防与护理

【问答】

疑问：血糖控制好后还需要控制饮食吗？

解答：糖尿病是终身性疾病，需长期坚持治疗，即使病情得到控制，也要坚持饮食治疗，并定期到医院复查。即使经过适当的治疗，临床症状消失，血糖、尿糖恢复正常，与正常人一样参加工作及劳动。若此时不注意调养，饮食不控制或不按医生的要求治疗，还会出现高血糖及尿糖。因此血糖控制好后还应当控制饮食。

世界卫生组织曾宣布，人的健康有15%取决于遗传，10%取决于社会条件，8%取决于医疗条件，17%取决于自然环境，而60%取决于生活方式。10年后生活方式病将成为人类健康的头号杀手。这就告诉我们，想要不得病，首先要有健康的生活方式，心脑血管疾病的预防更是如此，只有防微杜渐，才能未雨绸缪。

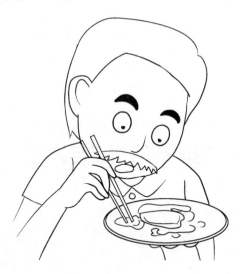

　　糖尿病是完全可以预防的，糖尿病的高发、暴发势头也是可以遏制的。糖尿病的预防分为三级。对已有糖尿病并发症的患者，除以上的治疗外，对所有的并发症进行积极、有效的控制和治疗，延缓其恶化的速度。一级预防是针对健康人，二级预防是针对初期糖尿病患者，三级预防是针对糖尿病已有并发症的患者。英国学者发现一级预防最重要，作用是二级的4倍。因此，守住第一道防线更重要。

糖尿病的一级预防

【问答】

疑问：一级预防的目的是什么？

解答：一级预防的目的是纠正可控制的糖尿病危险因

素，降低糖尿病患病率；提高糖尿病检出率，尽早发现和及时处理糖尿病。这对于全体人群都很重要，对高危人群更加重要，其作用是二级预防的4倍。

　　所谓糖尿病的预防，从理论和实践角度应该包括健康人如何避免发生糖尿病，易患糖尿病的人如何防止病情加重。这里包括一级预防、二级预防和三级预防。同样包括并发症的防范，比如急性并发症、慢性并发症和死亡，无论是糖尿病患者或者是健康人都应该做好自我保健。糖尿病的一级预防是指对易患糖尿病的人群和已有糖尿病潜在表现的人群采取非药物或药物防治措施，通过改变和减少不利的环境和行为因素，以使这类人群不患糖尿病。

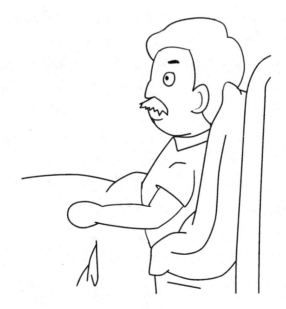

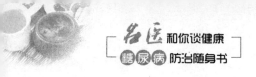
糖尿病的二级预防

【问答】

疑问：二级预防的目的是什么？

解答：二级预防的目的是保护血管，人的寿命是与血管同寿的。二级预防是降糖、降压、降脂、降体重，四降四达标。鸡尾酒疗法是二级预防的中心疗法，它提倡人到中年时，用些降脂药、抗凝剂（阿司匹林）、降压药。如果饮食加运动来达此目的就更安全和经济。

如果已经患了糖尿病，既不必紧张，也不必悲观。因为糖尿病是一种可控制、可治疗的疾病，只要防治得当，与健康人并无两样。二级预防是指早期诊断出无症状的糖尿病及糖耐量减低者，并进行早期干预、早期治疗，以严格控制血糖，防止并发症的发生；使糖耐量减低者的糖耐量转为正常，不发展为糖尿病。

从理论上讲，一级预防所采取的任何措施都比二级预防更有效，但一级预防要实行相当长的时间才能见效，不是一蹴而就的。国内外一些最具科学性和权威性的临床试验，如DCCT、UK-PDS和糖尿病大庆实验均强烈指出：降血压、血脂和血糖控制在优良水平、体重维持在正常范围并且努力避免诱发因素，如过分劳累、激动、各种感染等因素有十分重要的价值。甚至有人提出在糖耐量减退时就应该采取干预措施，这一思想的提出是糖尿病与合并疾病防治方面的一个很大的进步。

二级预防的方法有：

1. 建立糖尿病流行调查防治网络，筛查25岁以上人群，早期发现糖尿病及糖耐量异常者。

2. 对确诊糖尿病者进行现代综合治疗。

3. 对糖耐量异常者进行干预治疗，使用目前已证实有效的饮食控制、运动疗法、口服阿卡波糖或二甲双胍，努力使这些人的糖耐量转为正常。

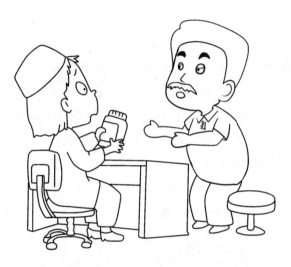

糖尿病的三级预防

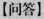

【问答】

疑问：三级预防的目的是什么？

解答：三级预防的目的是针对已有糖尿病的并发症患者，目的是要减少糖尿病的致残率和死亡率，改善糖尿病患

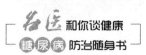

者的生活质量。严格控制好血糖可以降低糖尿病的死亡率和致残率。通过有效的治疗，慢性并发症的发展在早期是可能终止和逆转的。

对糖尿病患者采取三级预防的目的是：

1. 预防急性并发症（如糖尿病酮症酸中毒、非酮症性高渗性糖尿病昏迷、低血糖等）。急性加重常见诱因有：（1）各种感染均占33.7%，如呼吸道、消化道、尿道和皮肤感染；（2）胰岛素用量不当，如用量不足或过量或突然中断等约占32.5%；（3）饮食失调约占25.3%；（4）精神刺激或其他因素各占4%。应尽量避免和尽快纠正这些诱因。

2. 延缓和预防慢性并发症（大血管病变、微血管病变）及伴发病（感染等）。在糖尿病患者已经出现并发症但不可逆转时，

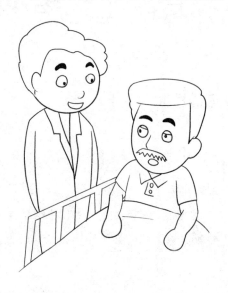

医患双方密切合作，积极去除加重糖尿病发展的因素，延缓并发症的进展和恶化，争取长期维持器官残存功能。慢性加重因素常见于血压增高、血脂异常、血黏度增高、高血糖、肥胖、吸烟、饮食控制不当和缺乏体育锻炼等情况，也是预防工作应针对的方面。

糖尿病教育的重要性

【问答】

疑问：学习糖尿病知识可以减少糖尿病的发病吗？

解答：正是因为大多数人对糖尿病的无知，人们普遍没有预防意识、预防知识和预防手段。不健康的生活方式，导致患病率高；对现代文明疾病认识不足，导致诊断率低；对疾病危害性的认识不足，导致治疗达标率低。因此，让更多的人知道和了解糖尿病的知识，能及时和早期的诊断糖尿病，正确合理地治疗糖尿病，防止和减少并发症的产生，提高患者的生活质量，让患者带病长寿，让更多的患者能走出糖尿病的认识和治疗误区。因为糖尿病及其并发症都是可以预防的，通过生活方式的干预可以降低2型糖尿病的发病率，而及时严格地控制血糖、血压、血脂、体重等就可以减少糖尿病并发症的发生。坚持和加强糖尿病的教育，真正让患者充分了解和掌握有关的知识，主动地进行治疗就能达到良好控制的目的，减少并发症，减少死亡率。

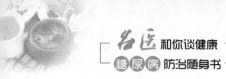

糖尿病防治的目的在于防止高危人群发生糖尿病；减少糖尿病的患病率和减低糖尿病并发症的发生率。为此，进行糖尿病教育十分重要。糖尿病患者待病情严重后才去医院就诊，是由于对糖尿病缺乏认识。因为糖尿病病程很长，发展缓慢（2型），在未出现典型的"三多一少"症状或并发症前，只有血糖升高的变化，不少患者便不注意饮食控制及药物治疗，血糖长期处于高水平，待到出现严重并发症时有的已失去治疗时机。

按"九五"规划纲要，今后我国糖尿病防治的目标是降低糖尿病的患病率，逐步遏制糖尿病患病率上升的势头。同时，要努力降低并发症的发生率、降低致残率及病死率，减轻糖尿病对国家社会造成的巨大经济压力。提出以预防为主，国家重视与全民参与相结合，建立以社区初级防治为主的三级防治网，开展一网多防、群防群治的工作。"九五"规划指出糖尿病防治是我国卫生保健工作中一项十分艰巨、复杂而长期的系统工程，需要国家

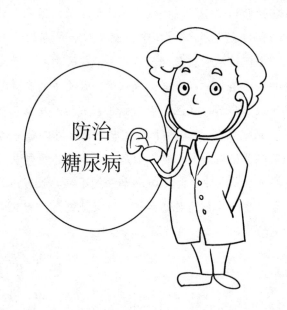

防治
糖尿病

卫生行政部门的关心与领导，科学技术的指导，医疗、护理、预防、营养、药学等多学科专业技术人员的努力工作，患者及家属的密切配合以及包括宣传媒体在内的全社会各界人士的大力支持与参与。要进行这样庞大复杂的系统工程，就必须开展规模宏大、广泛而持久、深入而细致的宣传教育工作，使糖尿病防治工作深入人心。

对糖尿病患者及家属，应把糖尿病知识教给他们，使他们了解、熟悉糖尿病的病因（遗传因素及环境因素）、临床表现、诊断与治疗方法，教会糖尿病的自我监护方法；低血糖的识别及应急处理；血、尿糖测定及胰岛素注射技术；饮食治疗与运动疗法的重要性，并具体指导他们的实施。要特别强调糖尿病是终身疾病，要长期坚持饮食治疗、适量的体力活动、密切与医护配合，保持血糖正常与稳定，防止或延缓并发症的发生、发展。同时，也要强调糖尿病的可防可治性，解除患者及其家属的思想负担，树立起与糖尿病作长期斗争及战胜疾病的信心。

糖尿病教育的方式

从总体上讲，糖尿病教育的根本目的在于保证糖尿病防治系统工程的顺利开展与实施，以达到减少糖尿病的患病率、并发症发生率及病死率，保护广大群众，特别是中老年人健康的目的。

要达到上述目的必须贯彻重在预防、防重于治的方针，早期发现患者，早期防治。近年来，国际上越来越重视及强调糖尿病前期及糖耐量减低阶段或其他高危人群的干预与预防，这才是真正的糖尿病的初级防治——减低糖尿病的患病率，这在国内外都

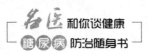

已有成功经验可资借鉴。

对已患糖尿病的患者教育的目的在于能尽早发现他们，使他们在未发生并发症即开始治疗，并长期坚持饮食治疗，密切与医护人员配合，取得血糖长期稳定与良好控制，不发生或减少并发症的发生，这就是所谓的次级预防。对已有并发症的患者要减轻其本人或家庭成员的思想压力，增强其和疾病作斗争的意志与信心，密切与医护配合，坚持各种治疗、合理代谢控制，以减轻并发症的损害或延缓其进展，提高生存质量、延长寿命。

糖尿病教育的方式方法很多，针对不同的对象可采取不同的形式：

1. 对糖尿病患者，可采取以下措施。

（1）讲课或办学习班，可将糖尿病从病因到治疗一整套糖尿病知识系统地教给患者。当然这种讲解应深入浅出，通俗易懂。有条件的地方最好让患者都能接受一次这样的系统教育。学习班时间不宜太长、讲课次数也不宜太多，且以业余时间为宜。

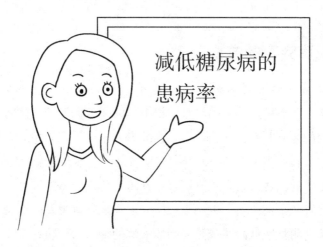

减低糖尿病的
患病率

（2）当面示教，如胰岛素注射技术，血、尿糖监测技术等。

（3）个别辅导和家庭访问。

（4）电视台定期宣讲及热线电话咨询也收到很好效果。

（5）患者经验交流，请糖尿病患者谈防治的切身体会，或请深受并发症之苦的病友谈自己的教训，有时可收到比医务人员讲解更好的效果。

（6）影视教材的应用也会收到良好的效果。

2. 对一般公众的教育可通过电视、电台、报刊、科普读物出版等进行。在一些特殊场合，例如世界糖尿病日在公共场所举办义诊活动，可以起到很好的宣传教育作用。

3. 对各级糖尿病防治人员，可采取举办不同层次的培训班、研讨班、报告会，以及参加全国性、地区性糖尿病学术会议等。

糖尿病的家庭护理

糖尿病患者的家庭护理要点是：

1. 发现"三多一少"症状时，应及时到医院就医，明确诊断。

已确定为糖尿病时，需住院治疗者应及时住院治疗，以免延误病情。老年人症状常不明显，应定期检查尿糖、血糖。

2. 调整生活规律。

糖尿病属慢性病，生活规律非常重要，在身体情况允许的情况下按时起居，会有利于糖代谢。每周按时测量体重，作为计算饮食和观察疗效的依据。

3. 合理饮食调配。

少进糖食、根茎类蔬菜，如土豆、白薯、山药。要适当限制

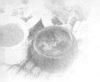

水果，应增进粗纤维的食物，如糙米、玉米、豆类、绿叶蔬菜100～250g；轻体力劳动者为250～300g；中等体力劳动者为300～400g。可多吃蔬菜，如冬瓜、黄瓜、西红柿、空心菜、小白菜等病情轻者，每日3餐，主食分配量为1：2：2，病情重者，每日主食分为4～6次进餐。

4. 坚持适当的活动。

适当规律的活动是治疗糖尿病的一种重要手段，可采取多种活动方式，如散步、做健美操、打太极拳、跳老年迪斯科舞、打乒乓球、游泳、跑步等，可根据自己的身体情况和爱好选择活动方式，要持之以恒。活动时间选餐后1～1.5h开始，这是降血糖的最佳时间。老年肥胖患者早上起床后可轻度活动，对于注射胰岛素的老年人，应避开高峰时间进行活动，以免发生低血糖。

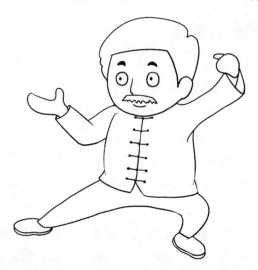

5. 保护皮肤。

首先要注意个人卫生，一般情况下每周要洗澡，换衣裤1～2次。应保持皮肤清洁，尤其是要保持外阴部清洁，每天要清洗会阴部，防止发生泌尿系感染。要特别注意保护双脚，避免穿紧袜子和硬底鞋，以免由足部溃疡进而发展成坏疽，保护方法如下：

（1）每日检查足部皮肤颜色，有无水疱、破损，发现异常应及时处理。

（2）用温水洗脚（切忌过热），擦干做足部推拿，以促进血液循环，不要用频谱仪做足部治疗，以免烫伤。

（3）保持鞋袜清洁，以大小合适、宽松柔软为宜，切勿穿硬底鞋及凉鞋。

（4）修剪指（趾）甲切忌太短，不要自己修剪鸡眼与胼胝，以免造成感染。

6. 密切观察有无感染。

食欲减退、恶心、呕吐，嗜睡，呼吸加快、加深，呼气呈烂苹果味，脱水等为酮症酸中毒表现。若出现上述症状应及时送医院就诊。用胰岛素治疗时，要注意有无手抖、心慌等症状，严重时有抽搐、昏迷等低血糖症状及无力、软瘫等低血钾等症状。要注意高渗性非酮症酸中毒，输入低渗溶液速度不宜过快，患有冠心病的老年人，输液前应测中心静脉压，防止血溶量增高而诱发心力衰竭。注意血压、脉搏、呼吸、意识、瞳孔及尿量的变化。在高渗性昏迷治疗过程中，应密切观察有无脑水肿的早期症状，如头痛、恶心、呕吐等。

7. 用药反应观察是糖尿病治疗中重要的护理内容。

（1）餐前0.5h口服降糖药，按时进餐注意防止发生低血糖和出现胃肠道症状，如恶心、呕吐、腹泻。少数患者有皮疹、发热等过敏反应，若系肝肾功能差，过敏者应慎用。

（2）餐前0.5h注射胰岛素剂量要准确。用药后按规定时间进餐，防止发生低血糖。注射部位要经常更换，防止发生皮下硬结

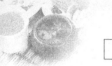
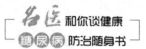
及局部皮肤、肌肉萎缩或感染。

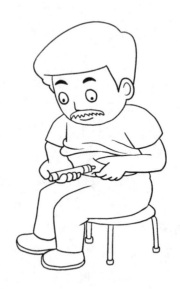

8. 患者应主动配合治疗与护理。

（1）患者要掌握有关糖尿病的一般知识。

（2）注意诱发因素，如精神紧张、劳累、感染、肥胖等，尤其是遵守合理的饮食、运动及用药规定掌握规律，做到自觉地配合治疗。

（3）运动时要带面包和水果糖，防止发生低血糖，夜间也易发生低血糖，因此也应准备面包和水果糖等。

（4）定期复查血糖、尿糖，一般每月查血糖一次，稳定后可3个月查一次。如发现有改变应及时到医院就诊。

（5）随身带联络卡，卡上注明姓名、家庭地址、单位、电话号码、患有疾病、目前治疗用药、合同医院、负责医生等，以备急救时作为抢救依据及出现意外时联系。

9. 定时自测血糖、尿糖。

现在常用的自测尿糖方法是直接应用尿糖试纸。只需将试纸涂有葡萄糖氧化酶试剂的一端浸入尿液中，按规定的时间取出，与标准颜色对比，即可知道尿糖值。尿糖测定简单易行，但准确性较差，只能大概反映血糖水平的高低。

如果经济条件允许，建议糖尿病患者家里备一部血糖仪，每天定时记录血糖。对于1型糖尿病患者，如果进行强化治疗，一般要求一天检查血糖4次，如早晨空腹、三餐后2小时。三餐前和睡前，有低血糖症状时应随时检查。而对于2型糖尿病患者，一般认为在开始调整用药剂量时应每天检查3次，到血糖较为稳定后可以3~7天检查1次。

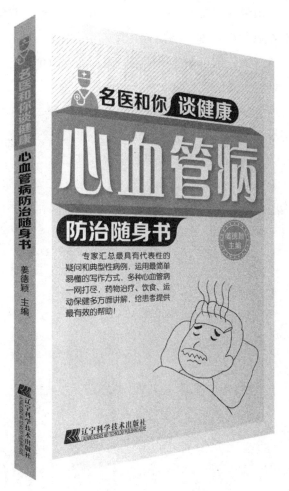

《名医和你谈健康：心血管病防治随身书》

定价：20.00元

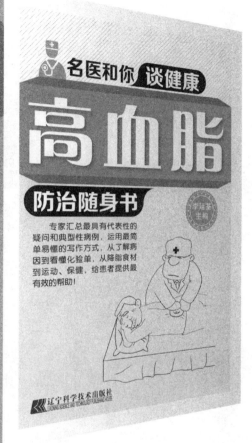

《名医和你谈健康：高血脂防治随身书》

定价：21.00元

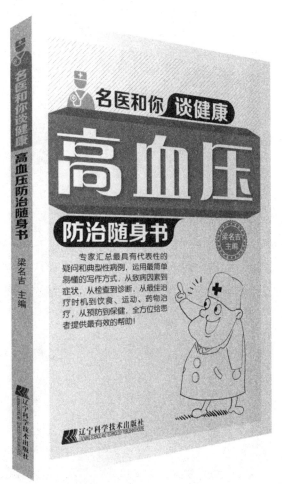

名医和你 谈健康

高血压

防治随身书

梁名吉 主编

专家汇总最具有代表性的疑问和典型性病例，运用最简单易懂的写作方式，从致病因素到症状，从检查到诊断，从最佳治疗时机到饮食、运动、药物治疗，从预防到保健，全方位给患者提供最有效的帮助！

辽宁科学技术出版社
LIAONING SCIENCE AND TECHNOLOGY PUBLISHING HOUSE

《名医和你谈健康：高血压防治随身书》
定价：18.00元